ハッピーエイジング

happy aging

順天堂大学名誉教授
佐藤信紘

リズミカルに
生きると
体は老いない

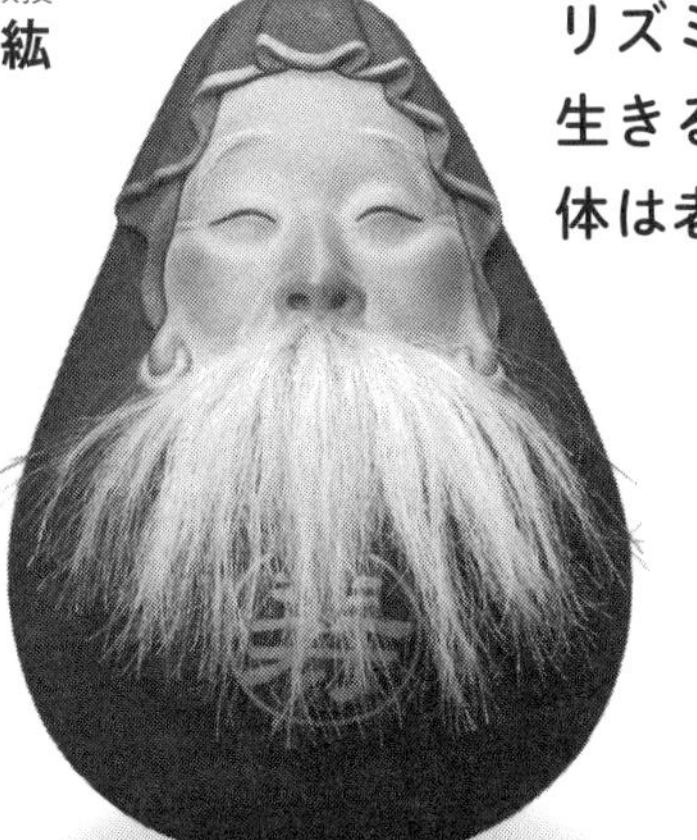

happy aging 寿

毎日新聞出版

はじめに

本書は、高齢化先進国として超高齢期のあるべき医療を実践的に研究するために、順天堂大学「ジェロントロジー：医学・健康学応用講座」の医師・研究者が、ウェルネス、ヘルスケア、住まいの分野でわが国をリードする東急不動産ＨＤ株式会社の人たちと協力し総力を挙げて書きあげた健康長寿と幸福寿命（ハッピーエイジング）学の実践の書です。本書では、健康とは、病気とは、老化とは、生きるとはどういうことなのかを伝え、幸せに寿命を全うする生き方と社会を形成するにはどうすればよいのかについて、平易に読み解くことを目指しました。

生命は地球とともにあり、誕生後の心身の動きは地球のリズムとともにあり、自然や外界と共存しつつ、利他心が生まれ発揮されていきます。いつまでもリズミカルに動き、人と楽しみ、寝たきりゼロを目指して、人や社会を喜ばせるような生き方について、最新の医学・健康情報と人間学をご提供いたします。

佐藤信紘

目次

序章　「ハッピーエイジングのための老年学プロジェクト」経緯とコンセプト……佐藤信紘　9

第1章　幸せに生きるための老年学……23

リズミカルに生きるとは何か……佐藤信紘　24

第2章　「立つ」「歩く」いつまでもリズミカルに動くために……55

1　何歳からでも筋肉は鍛えられる
―超高齢社会における「動けるからだ」づくり……町田修一・内藤久士　56

2　人生100年時代の「ひざ学」
―変形性膝関節症対策を中心に……石島旨章　94

3 本当に怖い「転倒リスク」— ころばないための学問……島田広美・杉山智子 125

第3章
ハッピーエイジングを実現する栄養とおなかの働き…… 151

1 食べる楽しみは栄養改善と生活自立につながる……藤尾祐子 152
2 心とからだを整える腸内フローラ……大草敏史・佐藤信紘 179

第4章
これからの高齢者医療…… 191

1 幸福寿命への道筋 — 骨格筋の診療と研究から……平澤恵理 192
2 自宅で受ける高度な医療 — オンライン診療……濱田千江子 204
3 音とリズムから生まれる健康 — 医療と芸術の融合を目指して……西川百合子 229
4 「年だから」という考えに負けない — エイジズム（Ageism）とは何か……角 由佳 247

第5章 順天堂大学の仁の医療と産学連携の未来 …… 253
1 順天堂大学の「仁」の医療 …… 佐藤信紘 254
2 ハッピーエイジングのための老年学プロジェクトの背景と期待 …… 山内智孝 258
終章 人生100年時代の生活学
――アフターコロナ/ウィズコロナ社会での生き方 …… 佐藤信紘 271
引用文献・参考文献一覧 …… 286
索引 …… 292

編著

佐藤信紘

執筆者

（＊）は寄附講座「ジェロントロジー：医学・健康学応用講座」所属

佐藤信紘　学校法人順天堂理事　順天堂大学名誉教授　特任教授（＊）

内藤久士　学校法人順天堂理事　順天堂大学大学院スポーツ健康科学研究科長　教授（＊）

町田修一　順天堂大学大学院スポーツ健康科学研究科　教授（＊）

石島旨章　順天堂大学大学院　医学研究科　整形外科・運動器医学　教授（＊）

平澤恵理　順天堂大学大学院医学研究科 老人性疾患病態治療研究センター教授（＊）

濱田千江子　順天堂大学保健看護学部　教授　医学部総合診療科　教授（＊）

島田広美　順天堂大学大学院　医療看護学研究科　先任准教授（＊）

杉山智子　順天堂大学大学院　医療看護学研究科　准教授（＊）

藤尾祐子　順天堂大学保健看護学部　先任准教授（＊）

大草敏史　順天堂大学大学院医学研究科　腸内フローラ研究講座　特任教授

角　由佳　順天堂大学医学部救急・災害医学　非常勤講師　世界保健機関（WHO）本部母子・思春期保健及び高齢化部メディカルオフィサー（＊）

西川百合子　順天堂大学大学院医学研究科　腸内フローラ研究講座　特任助手

山内智孝　株式会社東急不動産R＆Dセンター　取締役副センター長（＊）

田苗創基　東急不動産株式会社ヘルスケア事業本部シニアライフ企画部　部長（＊）

桑田勇人　株式会社東急スポーツオアシス　共創事業本部ラクティブ事業部マネージャー

高野修一　株式会社東急不動産R＆Dセンター　主席研究員（＊）

馬場伯明　学校法人順天堂・ジェロントロジー：医学・健康学応用講座（事務統括）（＊）

協力

東急不動産ホールディングス株式会社

編集協力

南雲つぐみ　医療ライター

カバー・各扉写真：「童子像」籔内佐斗司　東京藝術大学 副学長・教授

序　章

「ハッピーエイジングのための老年学プロジェクト」経緯とコンセプト

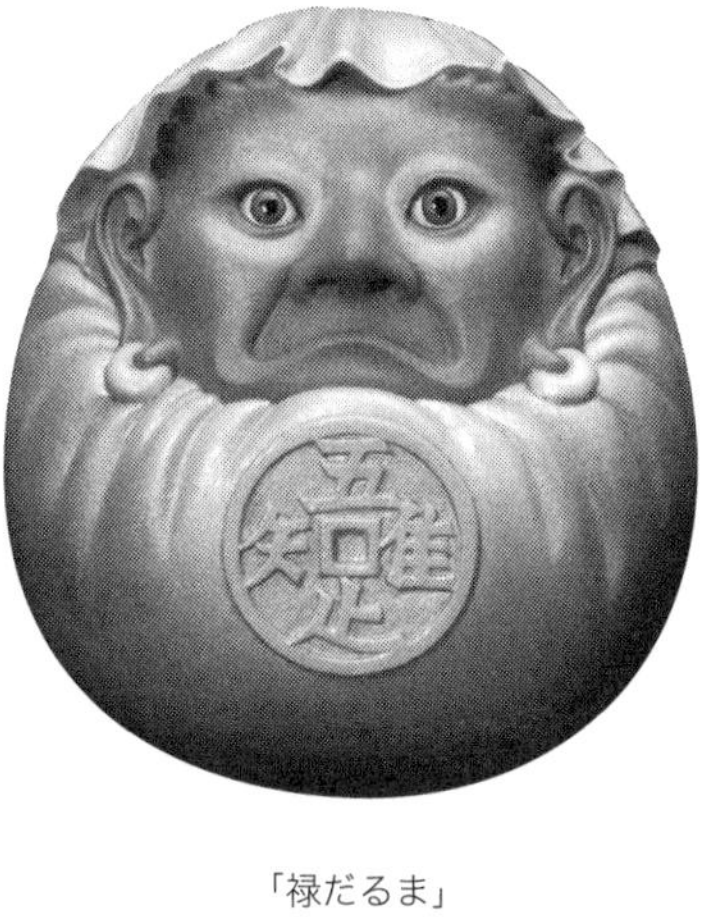

「禄だるま」

「人生100年時代」、医学・医療に求められるもの

「ハッピーエイジング（happy aging）」とは、日本語でいえば「幸福寿命」に相当します。たとえ病気や障害のある人であっても、孤独感なく、社会の支援を受けながら多様なかたちで自立し幸せに生活できる、それが「幸福寿命社会」すなわち「ハッピーエイジング」が実現される社会です。

65歳以上の高齢者の人口が全体の21％を超える社会を「超高齢社会」といい、日本は世界最速で2007年にはこれに突入しています。2019年には28・4％となり、平均寿命は延び続けて、今や男性の約2割、女性の約半数（5割）が、90歳を迎える「人生100年時代」を迎えようとしています。

そこで起きている問題は、よく知られているように「平均寿命」と自立して過ごせる「健康寿命」との間に、あまりにも差があるということです。

男性は約9年、女性では約12年の「不健康な期間」が、高齢期には存在しています（厚生労働省2016年国民生活基礎調査より）。進歩した医療は、寿命を永らえることを

可能としましたが、多くの人は加齢とともに生活習慣病を抱え、またロコモティブシンドロームという運動器の動きにくさを抱え、治療や介護を必要としながら生きながらえているのが現状です。

そこで、超高齢社会では健康を維持・増進させる予防医学や、病気の一歩手前の状態を捉えて対処する「未病医学」の推進が、ますます望ましい医学・医療と考えられています。

超高齢社会では多くの人が不安を抱えています。健康な人でもがんや病気への不安があり、認知症、寝たきりなどで介護状態になったらという不安。あるいは、介護している人たちの生活の不安、終活への不安。年金問題を含め老後資金についての不安。地震や大雨・台風による水害など、自然災害が起きた場合の生活不安も非常に大きなものです。

これまで日本社会にあった人間関係を支えるコミュニティが弱体化しているうえ、メディアはことさら不安や脅威をあおる社会になっていると筆者は感じます。

そこで医療においても、健康寿命を延伸するとともに、もし病気があっても幸福に生きる期間を延ばすハッピーエイジングを実現し、高齢期の不安を解消するありかたが望まれています。

筆者は、順天堂大学で近代最先端医学・消化器内科学を長年研鑽し、研究・教育・医療に励んできました。平成19年からは、順天堂大学・北陸先端科学技術大学院大学・宮崎大学による連携推進事業として「実践的な人材育成のための医療サービスサイエンス教育プログラムの開発」(文部科学省「大学教育充実のための戦略的大学連携支援プログラム(平成21年度)」選定事業)のプロジェクトメンバーとして、医学・医療講義を担いました。

サービスサイエンスは、2004年にIBMによって提唱された新規の学問領域です。サービスを科学の対象と捉え、関連学問を用いて研究しその生産性を高め、サービス投資によって得られる評価を「見える化」しようとするものです。そこで出てきたのが、サービス提供者と顧客とが一体となってサービスの価値を生み出し評価していく「価値共創」という概念です。

「医療サービス」という言葉は厚生労働省も使っていますが、医療は教育と同じように「社会的共通資本」であり、利潤追求の対象ではありません。サービスサイエンスのこの概念をあてはめれば、医療側と患者側の両方が一体となって新たな病気を克服し、健康という価値を創り上げるという「共創」がこれからの医療サービスを作っていくのです。

このことは、順天堂大学が大切にしてきた「仁」の心にも通じます。順天堂大学の歴史は、江戸時代天保9（1838）年、始祖である佐藤泰然が長崎にて外科学を中心とした先端西洋医学を学び、江戸に戻って医塾を開いたことにさかのぼります。以来、「仁」を学是とし、医療の実践と医学教育を行ってきました。

順天とは天道（宇宙の摂理）に順（従）うという、中国の古典「易経」に出てくる言葉であり、順天堂とは自然の摂理にしたがい、病を治す館という意味になります。そして「仁」とは、人間の生き方（倫理）として最も重視される五徳（仁・義・礼・智・信）のすべてを統べる主徳であり、宋学（朱子学）では天道の発現とみなされています。

人在りて我在り、他を思いやり、慈しむ心。これ即ち「仁」

「仁」とは、社会（他者・相手）との関わりについての心です。社会とともに生き、他者を慈しんで大切にすることが自らを大切にすることにつながるということで、医療サービスサイエンスの共創の概念でもあり、ホスピタル（病院）の語源であるホスピタリティにも通じます。

ジェロントロジーは何を目指すのか

順天堂大学と東急不動産が提携して行う「ハッピーエイジングのための老年学プロジェクト」は、２０１４年に始まりました。東急不動産にはフィットネス施設などの運営を通じ、大手ディベロッパーの中では珍しくウェルネス、ヘルスケアの分野に早くから取り組んできた企業です。超高齢社会、人生１００年時代を支える社会インフラとして、街づくりには何が求められるのか。高度成長期のニュータウン、健康長寿のための最適な衣食住環境とはどういうものか、その探索と研究の一環として、彼らが運営する自立型シニア住宅（住宅型老人ホーム）や介護型ケア住宅などの高齢者施設における入居者の疾病・老化を予防し、健康増進、健康寿命の延伸を図る取り組みを手伝ってくれないかとの依頼がありました。

これを受けて順天堂では、ジェロントロジー講座を作り、高齢化先進国として超高齢期のあるべき医療を実践的に研究するということになったのです。冒頭の「超高齢になっても、自立して健康に生活できるという『健康寿命』の延伸と、『幸福寿命社会：ハッピーエイジング社会』の実現」を目指す取り組みです。

健康なシニアも、やや介護を必要とする人たちも、そこに住んでいるすべての人を対象に幸福寿命の延伸を図り、順天堂の持ち味を融合させながら結果的には認知症の予防、介護予防を果たしていくにはどうしたらいいか。そこで医学系研究科だけでなく、順天堂が力を入れているスポーツ健康科学部、医療看護学部、さらに介護学領域の専門家である保健看護学部の学部長に声をかけ、4学部の組織横断的な協働による寄附講座「ジェロントロジー：医学・健康学応用講座」が作られました。

本書の執筆者の町田修一、内藤久士、平澤恵理、濱田千江子、石島旨章、島田広美、杉山智子、藤尾祐子、角由佳、山内智孝、田苗創基、桑田勇人、高野修一、馬場伯明の諸氏はすべて本講座の所属研究者です。また、大草敏史氏、西川百合子氏は、筆者が代表を務める「腸内フローラ研究講座」所属の研究者です。これらの研究者が毎月集い、ハッピーエイジングのためのジェロントロジーを追求してきました。

ジェロントロジーは一般に老年学、老人学、加齢学、長寿科学などと訳されています。しかし、老化について知るには生涯にわたり、多様性あふれる人間の成長・進化と加齢について分析し探究する必要があります。そこで、筆者たちは人の生命の営み、すなわち誕生から成長・発達・成熟を経てしだいに機能が低下し、老化していく道筋を、生命科学的に、社会文化的に、さらに自然や地球環境との関連においてエコロジカルに分析する学問をジェロントロジーと捉えることにしました。

我々順天堂大学は、医学、医療、スポーツ健康科学、看護、介護、医療ICTの専門家集団であり、連携する東急不動産は住宅建築・住空間の開発、住まいを中心とする生活行動・社会文化の専門家集団です。この産学協働により、システム医・工学的なイノベーションを起こし、高齢化に伴う研究を生物学、社会学、生態学にまたがる学際領域的に進めていこうと考えました。

喫緊の課題として、高齢者が今まさに直面している「フレイル（老化による衰弱）」や、体の動きが損なわれるロコモティブシンドロームの機序・成り立ちについて、深刻な認知症の発生について、そして寝たきりに至るメカニズムを探索し、それらの早期発見・介入や進展防止のための方策を見出すことです。

それにはまず、高齢になっても自立した生活を送れるための運動機能や体力レベルを明らかにし、それを維持・改善させるための食事や運動を中心とした介入プログラムや

順天堂大学ジェロントロジー講座における定義

ジェロントロジー（Gerontology）とは、生涯にわたる人の成長・進化と加齢、老化に関わる諸問題を、生命科学・医学・看護・介護学、スポーツ運動科学・心理倫理・生活行動学、社会文化・教養・芸術や理工・情報科学・地球科学や生態学、さらに法学・政治・経済・商・金融・労働学など、多数の学問分野との連携によって、総合的・学際的に探究する学問領域と定義する。

生活習慣の確立が必要です。

特に、サルコペニア（骨格筋量の低下）やロコモのすすんだ85歳以上の超高齢者にとって、安全かつ有効な運動プログラムの強度はどれだけかなど、これまで未知の領域であったエビデンスがプロジェクトの中で明らかになり、生活改善効果を上げています。

また、年齢とともに「歩きにくさ」「運動しにくさ」の原因になる膝関節症は、どのように予防・改善できるのか。高齢者の転倒はどのようにして起こり、防ぐにはどうしたらいいか。薬ではなく、食事のとり方や水の飲み方、排便習慣を工夫し、低栄養を防ぐことで要介護度を下げることができるなどのデータが上がってきています。

さらに、これからの高齢者医療に求められる姿としてＩＣＴの活用やオンライン診療に取り組んできました。ウィズコロナといわれる現在、ＩＣＴ、ＡＩ、５Ｇや８Ｋ画像などのさらなる発展が期待されます。

リズミカルに動き、幸せに生きる「ハッピーエイジング」

生き物には常に動きがあり、そこには「リズム」が存在しています。睡眠中や体を休めているときにも細胞内の分子レベルでは常にリズミカルに動いていて、心拍、呼吸、自律神経、内臓の動きなど体内環境を一定に保っています。

これが「恒常性（ホメオスタシス）」であり、体内の秩序が保たれた状態です。そのリズムが乱れて、弱くなったり遅くなったりすれば不調が起こります。ついには止まるということは「死」を意味するのです。

では、リズムを保つにはどうしたらいいか。それには動くことです。健康寿命の定義でもある「自立・自律した生活」とは、まず自分の意思で動く、動けることを意味します。

朝になったら起きて日の光を浴び、昼間は体を動かし夜は寝る。食事は、一定の時間によく噛んで食べるという一日24時間のサーカディアンリズム（概日リズム）に則った生活は、動物として心地よく生きる基本です。

何歳になっても「おいしく食べられ、お通じが良く、十分に眠れる」という心地よさを味わって生きるには、自然の生活リズムを大切にして過ごすということです。

筋力が衰えてくると、寝転がって生活した方が体力を消耗しないように思うかもしれません。しかし、重力に負けて横になり続けることは、活力を失って体内のリズムが乱れることになります。

病院でも、手術後はできるだけ早期にリハビリを開始し、動いた方がよいということになってきました。まず、重力に抗して体を起こし、翌日には足をベッドの下へ降ろす。段階を踏んで「自立」を取り戻すと、寝ているときよりも、心電図も正常になる人はたくさんいます。疲れたら椅子に座ってもいいのですが、一日何時間も座ったままでいるのは、リズミカルな生活ではありません。「座りっぱなしは喫煙より体に悪い」というのも、よく言われているとおりです。

何歳になっても若々しいリズムを維持するには、年齢に応じていかに運動すればよいのか、また腸内細菌叢をどのようにして守ればいいか。音楽や文化芸術と融合を図る医療についても学び、「動き、楽しみ、喜ばせる」という加齢、老化の視点から新しい医学医療を作り、その成果を健康寿命の延伸と超高齢社会の課題解決に役立てたいと考えています。

一方、「年だから」という年齢に対する固定観念や偏見を「エイジズム」といい、世界の高齢化社会における課題となっています。そこで、本学からジュネーブのＷＨＯ本部に派遣した角由佳氏に、エイジズムを克服するこれからの超高齢社会の生き方について、述べて貰いました。

独り身になっても最後まで寂しく過ごさないために、コミュニケーションと社会参加が重要です。その地域の住民として、一人一人が共同体の中で心楽しく生きられるような社会を構築するにはどうすればよいのかを考えることにしました。その具体的な取り組みについては、東急不動産山内智孝氏らによる解説をご参照ください。

「幸せに生きる」ために、体の動きを維持し、毎日・毎時間を楽しみ、心を満たして、他人や社会・自然と共に生きるという感覚を味わう。他人や社会や自然の存在を認める中で、自己の存在を認識し、自立を心がけることが肝要だと筆者は思います。究極的には、人に尽くし、喜ばれ、生きることに感謝する利他の生き方が私たち、人間の生命を豊かにする秘訣になるでしょう。それこそが、内面からのハッピーエイジングです。

そのためのリズミカルな生き方について、以下に詳しく述べていきましょう。

●佐藤信紘　学校法人順天堂理事　順天堂大学名誉教授　特任教授

第1章

幸せに生きるための老年学

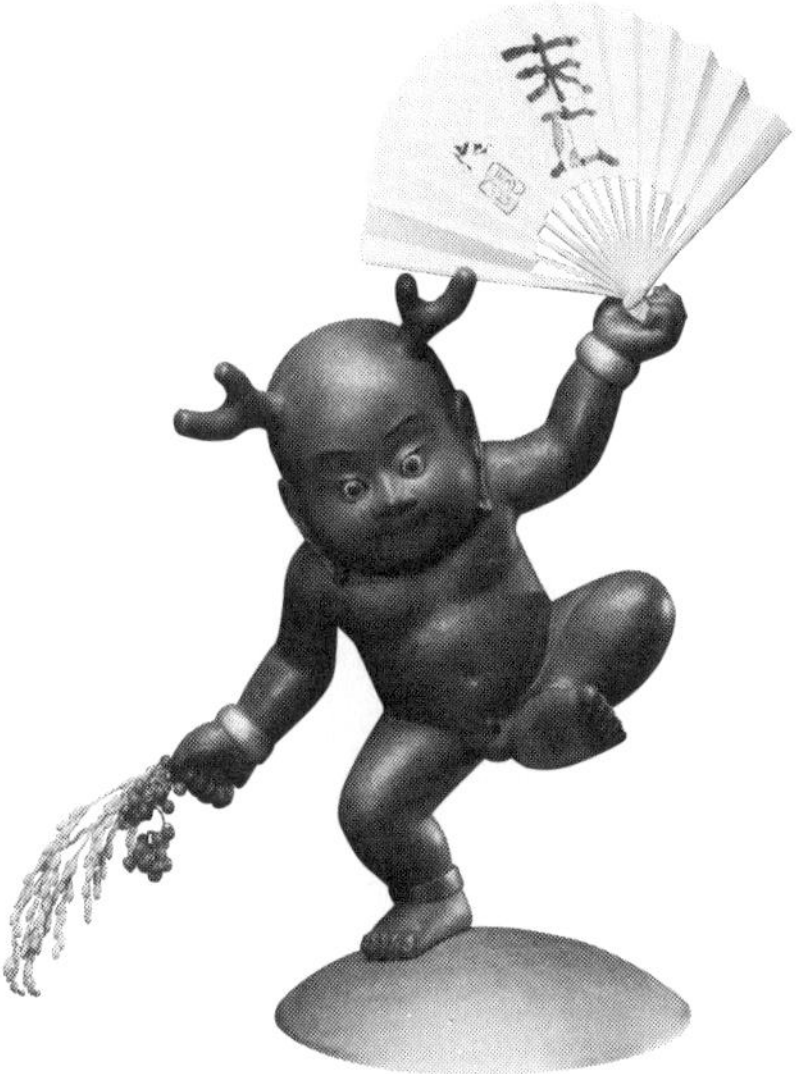

「福童子」

リズミカルに生きるとは何か

平均寿命と健康寿命：私たちは健康で長生きしているか？

日本人の寿命が毎年延びています。２０１９年の厚労省の調査では男性の平均寿命は81・41歳、女性は87・45歳で香港についで世界第2位です。

「人生１００年時代」を迎える今、２０１９年生まれの現在の子どもたちでは、男性の27・2％、女性の51・1％が卒寿の90歳まで生きると試算されています。このうち、女性では25％を超える人が95歳まで生きるともいわれているのです。

厚労省の発表によれば、１９５５年以降の60年間で平均寿命は男女ともに20歳近く延びました。戦後に寿命が延びたのは、公衆衛生の向上による生活改善や新生児・乳児の死亡率が格段に減ったことが最大の理由ですが、最近では特に医療の発達による面が大きいといえます。

私は消化器の専門医で肝臓学や胃腸管学、アルコール医学を研究してきましたが、つい数年前まで肝炎から肝硬変、そして肝臓がんで亡くなられる人が年間数万人もいました。しかし、数年前に開発された画期的な抗ウイルス剤のおかげで肝炎ウイルスは駆除され、急激に肝がん死が減少しています。また、ピロリ菌検査と除菌が広く行われるようになったことで、日本人に多く国民病とさえいわれた胃がんによる死亡も著しく少なくなりました。

そのほかにも、さまざまな抗菌剤や抗がん剤の開発で、感染症死やがん死亡が減りました。さらに救急医療の発達で心肺機能管理が行き届いて突然死や急性死も減りました。外科治療も、輸液管理やダヴィンチのような手術支援ロボットなど、医療機器の発達・進歩による成果向上は目覚ましいものです。手術による体の負担が減り、術後の管理が行き届くようになり、安全性が著しく高まったこと、さらに、わが国民の質実剛健かつ繊細な健康志向も、寿命の延伸に大きく貢献していると思われます。

一方で、健康を損ねて医療を受けながら寿命を永らえている人も増えているのが事実です。国民医療費が年間40兆円を超えて年々増えているのもその証左であり、平均寿命の延びに比して健康寿命はあまり延びていない、すなわち健康長寿が達成されているとは言えないのが実情です。

健康寿命は3年ごとに算出されており、国内全体では2016年では男性では72・14歳、女性は74・79歳でした。地域による差もあり、都道府県別では男性は山梨県（73・21歳）、女性は愛知県（76・32歳）が首位でした。

首位と最下位の差は、男性で2・0歳、女性では2・70歳となっています。この差について、山梨県や愛知県では健康長寿への取り組みが奏功している、と厚労省はみています。

また、健康長寿の背景について厚労省では、山梨県は男性の野菜摂取量が多く、がん検診の受診率が高いこと。愛知県では健康づくり指導者を養成し、運動する住民を増やした取り組みが奏功していると説明しています。

食事や運動は、やはり健康長寿の基本です。生活習慣病を防ぐためのバランスの良い食材の選び方として、「マゴタチワヤサシイ」という言葉があります。豆類、ごま、卵、乳製品、わかめ（海草類）、野菜、魚、しいたけ（きのこ類）、いも類を指しており、野菜摂取量が多いということは、こうしたバランスのよい食生活習慣を持っているということでもあるのかもしれません。

生命はいかに生まれ、進化・成長し、そして老化するのか?

生命は地球において誕生し、今日まで進化し続けてきました。ヒト、ホモサピエンスは今から約20万年前に誕生し、その先祖は数百万年前に猿から分離し霊長類のトップとして君臨しています。しかしながら誰もが老いから逃れることはできず、いずれ加齢とともに死に至ります。

そもそも、「老化」はなぜ生じるのか。生物学的な死とは何なのか。ジェロントロジーは、生命の誕生から成長・成熟、老化、死という、人の一生の後半期を研究し、老いても豊かに幸福に暮らすにはどうしたらいいかを探究する学問です。これを理解するために、人の生命とは本来的には何なのか、生命の誕生の仕組みから考えてみたいと思います。

生命誕生の背景

人を含めてあらゆる生き物は、ミクロの粒子、(軽)元素、原子や分子で構成されています。これらの粒子は、もともと宇宙空間にバラバラな状態で無秩序に存在していました[1]。

約46億年前、太陽系の中で誕生したばかりの地球はマグマに覆われた熱球でした。その熱を宇宙に発散・放出することにより自らを冷やし、エントロピーを低下させて秩序化をもたらしてきたのです。

発散された熱エネルギーは、無秩序に存在していた軽元素、素粒子、原子、分子を結合・融合させ、有機分子を生み、分子のネットワーク化を生じさせました。分子がネットワークを組んで高分子化し、より安定性の高い形に合成されていくことにより、たとえば炭素や水素、酸素、窒素からアミノ酸ができ、アミノ酸の集合体が私たちの体の基本であるたんぱく質になっているのです。

では、生命体とはいったい何か。これについて、フランスの生物学者でノーベル生理学医学賞を受賞したジャック・モノー（Jacques Lucien Monod）は『偶然と必然』という文章の中で「生命体とは膜に囲まれたものである」と言っています。

さまざまな分子が「膜」の中に封じ込められ、太陽光や熱からエネルギーを獲得する機構を発達させて自律・増殖・成長し、動きまわることができるようになった。これが「細胞」という生き物の誕生であったと考えられます。単一の細胞同士が連携・共生してさまざまな機能を分担した組織を有する多細胞生物が誕生し、私たちの生命が進化していったのです。

生命体にとって、外界と自分をわける「膜」というものが大変重要な役割を果たしています。

膜の中で、生き物は生存のために外界からエネルギーを獲得する機構を進化させ、さらに自らの存在を支えるために、外界にいる敵の攻撃から身を守る免疫機構を発達させて、敵か味方かを感知する機能である視・聴・味・触・嗅覚の五感を発達させました。

これが生命進化の道筋です。

私たち人間もこの生命進化の道筋の途中にあります。インフルエンザウイルスや新型コロナウイルス感染症などいろいろな外界の攻撃にあいつつ、免疫機構や神経系の働きを介して進化しているのです。

地球は絶えず熱を放出してエントロピーを下げなければ、熱球となって地球自体を維持できません。そこで誕生以来、常に火山が爆発したり、地震が生じたり、熱湯を噴出させたりして熱を放出してエントロピーを下げ、自らを秩序化しています。この秩序化という現象の中で、我々という生命体も進化・深化し、地球維持に貢献してきました。私たちも生命体として、地球と同じようにエントロピーが常に高まろうとする存在であり、生きていくということは、エネルギーを放出しエントロピーの増大を防ぐということでもあります。

しかし、加齢とともに徐々にこれらの働きは衰弱し、老化が始まるのです。

エントロピーの増大と老化のからくり

生命の維持には、遺伝情報を持つゲノム遺伝子が絶え間なく発現し、維持され、そして繰り返し再生（ターンオーバー）されています。

しかし、個体の成長とともにエネルギー産生系に関わる遺伝子・分子は使い古されていき、摩耗や障害が生じます。生体を構成する分子の再生が遅れたり、再生エラーが生じて生体膜が異常を呈し、老廃物が蓄積します。

しだいに細胞・組織の再生がうまくいかず、秩序が失われて損傷・死滅・分子崩壊というバラバラ化を生じてエントロピーが増大するのです。

ついに生体構成分子の構造的・機能的維持、分子間ネットワークの連携・維持が不可能となり、膜の破壊、細胞の脱落、組織の萎縮、そして、徐々に体が壊れて死に至ります。

このプロセスが老化の現象であるといえます。

細胞や組織の再生には、不断に供給されるエネルギーが必要です。しかしエネルギーを多く獲得しようとして食物の摂取と代謝を高めると、エネルギーの吸収・代謝には「酸化」というプロセスが伴います。このため一部のエネルギーは過酸化され、過剰に生み出された活性酸素（ROS）が細胞を傷害します。熱の産生が昂じてエントロピーが上がり、生命体は老化が促進されるのです。

そこで、壮年期ではカロリー制限食を摂ったり、時折は絶食することが寿命を延ばします。生物の環境温度を上げると代謝が高まり、寿命が短くなることは多くの実験で証明されています。

健康とは「瑞気満高堂《ずいきこうどうにみつ》」であること

病気とは「気を病む」と書きます。英語ではdis-easeで、「やすらぎ（ease）」が「ない（di-）」という状態を示しています。病気の原義は、英語でも日本語でも「安らぎ、癒やしのない状態」を指すのであり、精神的な要素が強いといえます。

「気」は目に見えませんが、あらゆるものを動かすエネルギー・原動力を指すとされるものです。中国では気には陰気と陽気があるとされ、そのバランスの崩れ、不調和の状態が病気とされています。

気は「張らない」程度に、「満ちている」ことが大切です。「瑞気満高堂」は禅の言葉で、めでたい気が高堂（茶室）に満ちているという意とされますが、健康とは体や周辺環境が「瑞気満高堂」なのです。

すなわち、気が体およびその周辺にみなぎり、併せて血流が脳から体全身・四肢末梢をめぐり、神経系・免疫系・内分泌系と生命の代謝システムが円滑に作動していれば、人は健康です。おそらく、気とは「生きる」に伴う、神経・免疫・内分泌系と代謝系分子群が包括的にネットワーク化したものから生じる、波動であり粒子ではないかと私は考えるのです。

生き物が〝動く〟意義を考える

生物のもう一つの大きな特徴は、「動いている」ということです。マクロ的には休んでいたり眠っている状態でも、ミクロ的には常に動いています。ミクロ的にも動かなくなれば、それが死なのです。

筆者は、超微細顕微鏡に8Kカメラを装着して、卵が孵化して成長する過程を追った映像の監修を行ったことがあります。

適当な条件で孵化した卵の中では、杯盤上で細胞が徐々に分裂・増殖します。つぶさに観察しますと、隣り合った細胞膜同士が強くあるときは弱く接着しながら押し合って、細胞の運動が隣の細胞へと連続的に伝わります。それはまさに細胞が動きながら仲間の細胞と膜を介して接触・交流し、情報交換をしているようです。

細胞の動きを支えるエネルギーを作り出しているのは、ミトコンドリアという細胞内有形体です。ミトコンドリアも絶え間なく細胞内を動き回り、必要な個所にエネルギーを供給しているように見えます。

そしてあるとき、細胞が隣接する細胞から離れたと見えた瞬間、細胞内の核染色体が二方向に分かれて核分裂し、ついで細胞分裂へと一連の変化を示すのです。これが細胞増殖の瞬間です。分裂に要するエネルギーを供給するために、数多くのミトコンドリアが核膜周辺に集まり、互いにコミュニケーションする様子が見られます。

独り立ちした細胞の中には小さく消える細胞もありますが、生き残る細胞はさらに分裂・増殖を繰り返していきます。

この細胞内の分子群がダイナミックに動く映像は、顕微鏡撮影のプロフェッショナル集団であるヨネ・プロダクションによって科学映画化され、平成30年度の日本科学映画グランプリ金賞を受賞しました[2]。

生命が地球上に誕生したときから原子や分子が飛び交い、仲間同士の情報のやり取りが行われてきました。私たちの体内でも、すべての細胞の中にはアクチンタンパクという単分子がたくさん存在し、常に動いて物質のやり取り、情報交換を行っています。アクチンタンパクはつながりあって高分子化し（重合）、さらに線維（フィラメント）を作り、網目状の構造を作ります（架橋）。この活動こそが、細胞の移動や分裂などごく基本的な生命活動の基盤です。

死は、動きが消失した状態です。また、老化した心身では、原子、分子のやり取り、コミュニケーションのスピードが低下した状態が起こります。老化した体に見られる緩慢な動きは、その表れの一つと考えることができるのです。

生命のリズムと恒常性を保つこと

このように、生物は常に動いており、その動きには一定のリズム、拍子があります。これも生物の特徴です。

生体のリズムと言えば、よく知られているのは「サーカディアンリズム（概日リズム）」です。地球の自転による、ほぼ24時間周期のリズムのことをいいます。私たちは地球上にいるかぎり、この地球の公転・自転、そして重力の影響を受け、昼夜変化に同調して、体内環境を積極的に変化させる機能を持っています。

サーカディアンリズムだけでなく、月の引力や季節による周期性も生物の遺伝子発現、分子生成・ネットワーク化にリズム的な影響をもたらします。風、雨、陽光、気圧変化などには、リズムや規則性が明確には見えませんが、常に動きがあるのです。

自然はリズミカルに動くことにより、規則的な一定の範囲内に収まる秩序を作ります。

健康な状態のとき、一昼夜のリズムや1年の季節のリズム、温度、気圧の変化など外界の変化や体内の変化に対応しながら、体内環境は一定に保たれています。

これは「恒常性（ホメオスタシス：homeostasis）」と呼ばれるもので、この機能が働いているおかげで、私たちの体は体温や血圧、水分量などが一定に保たれ、睡眠と覚醒を繰り返す一日のリズムを保ち、秩序を保つのです。

外界環境のリズムに対応しながら、体内環境の恒常性を保ち、自己複製できる。これが生物の特徴です。そして、この機構が正常に働いているのが「健康な体」ということです。

病気とは、恒常性が破たんした状態であると捉えることができます。病気の治療とは、破たんした恒常性を回復させるためのものと考えられますし、恒常性の破たんを防ぐ機構の維持・増強は、あらゆる病気を予防することになるでしょう。

恒常性を維持する機能が衰えてくると、朝晩や四季折々のリズムに対応できなくなり、季節の変わり目に不眠やだるさ、痛み、冷え、気分の変調を訴えたりするのです。

これらのちょっとした不調は、加齢とともに増えてきます。老化した心身では、小さな刺激に対しても恒常性が破たんしやすい状態であると考えられます。たとい小さな恒常性の変化でも敏感に察知し、回復させるための機構を増強することが、若さと健康を維持することになるのです。

リズミカルな動きは、1/f《えふぶんのいち》の周期性を有する

地球上の生物は太古の昔、暗黒の海の中で生まれ、明るい光を求めて陸に上がってきました。それから先はずっと太陽と月との関係で動いているわけですから、サーカディアンリズムは恒常性を維持するための基本中の基本です。

そのリズムが壊れるのが日夜の逆転です。昼間は動いて夜は寝るという基本のリズムが、現代的な生活の中で今どんどん壊れています。

若者だけでなく、高齢者にとってこのリズムの破壊は、大きな問題です。

たとえば、太陽の出ている時間にウォーキングなどで軽く体を動かせば、夜になって自然と眠くなります。しかし、一日ゴロゴロ横になっていれば夜はうまく眠れないということが起こります。

リズムが秩序を生みます。リズムの変調が続いて不眠症が起こり始めたら、高齢者が

もっとも不安に感じている認知症や寝たきりの状態にも近づいていきます。

恒常性といっても、ミクロ的には一定の幅の動きがあります。

生物に見られるこの一定の幅の動きはゆらぎといわれ、1／fの周期性を有するといわれます。(3) ゆらぎがあることにより、体の内外で起こる微妙な変化に臨機応変に対応し、生命のもつ高度で複雑な機構を維持することができるのだと考えられています。

生物が恒常性を保つには、ふだんからある程度の刺激を生体に与えることが必要です。生体に一定の刺激を与えますと、刺激に対する生体の応答性が、ある幅から大きく逸脱しないようになるのです。

それらの刺激は、人の生活では、日常の家事、買い物、料理、家族・友人との交わりや、会話や動作、歩いたり走ったりする日常の動きなのです。このときに五感が働き、体と心が動きます。

その動きが、分子のターンオーバーを生み、遺伝子の発現、タンパク合成、分子ネットワークを密に働かせるのです。「生きる」とはこういうことで、マクロ的な心身の動きがミクロ的な動きを支えるのです。毎日「動く」ことが「生きる」ために大切なのです。

新型コロナウイルス感染症の対策において、政府や自治体から要請された「三密（密閉・密接・密着）を避ける」ということは、これまでの世界の人が培ってきた生き方を大きく変えることになるでしょう。三密回避の中で、人や社会が新しい恒常性を獲得するまでは相当の時間を要することになります。特に高齢者では適応が難しく、恒常性が壊れたままになる人が増えることが危惧されます。

体を動かさず、心だけが激しく動くストレスの強い状態では、心が乱れて体とのバランスが崩れます。このとき、心の動きをリズミカルにするのが瞑想やヨガ、マインドフルネスというものかもしれません。

コロナ禍には、特に心の動きのコントロールが肝要です。

動かない人はどうなるのか？

ここまで書いてきたように、生物は本来的に動いてエネルギー源を取り込み、消化・吸収・代謝・排泄を行います。その動きはリズミカルで、一日、ひと月、1年などの周期性があります。

餌をとるという行動が、生物としての生きる原点です。ヒトも同じです。餌をとる必要がなくなると、一定の周期性やリズムで動くという行動が損なわれることにより、ほかの組織や細胞の動きにも影響が及び、全身の恒常性やリズム性が損なわれてしまいます。

これが、高齢になり、子育てや仕事から解放されたときに起こる問題です。子どもが独立し、家事もそれほど忙しくなくなり、仕事では定年を迎えるなどして社会的活動の必要性が乏しくなりますと、それまで忙しかった人も体を動かす必要性がなくなります。その一方で、それまでの習慣通りに食事をたっぷりととっていると、カロリーが脂肪として蓄えられて肥満が生じます。

壮年期でも、若くして功なり名を遂げて豊かになった人では、慌ただしいストレスフルな毎日を過ごしつつも、車での送迎が多くなり運動不足になります。こうしたストレスに加え夜の社会的交流が増えることも、過食・飲みすぎの環境に囲まれることになります。

同じことは、新型コロナウイルス感染症対策として求められた外出自粛でも起こります。動かなくなることで筋肉やじん帯が衰え、骨や関節を支えることができなくなり、関節が痛み、動きにくく、歩きにくくなります。病院に行きますと、変形性膝関節症や変形性肩関節症、骨粗鬆症、関節炎などといわれ、いわゆるロコモティブシンドローム（運動器障害症候群）といわれます。

これらが生活習慣病といわれるものです。

肥満があり、医学的に脂質異常症（高脂血症）、高血圧症、高血糖（糖尿病）の一つがあればメタボリックシンドロームという診断が下ります。

成長期の体は食物をエネルギーに変換して、心身をつくります。壮年期になりますと、生命の維持に必要な基礎代謝に要するエネルギーの他は人の働き、動きに応じたエネルギーを消費します。

体の動きが小さくてエネルギーの摂取量が消費量を上回れば、余分なエネルギーは脂肪として血液内や皮下や内臓などに蓄えられます。

これが肥満や脂質異常症の原因です。

特に、内臓に溜まった脂肪細胞からは、善玉・悪玉のアディポサイトカインという生理活性物質が分泌されます。このうち、悪玉の「TNFα」や「PAI－1」と呼ばれる炎症性の物質が分泌されることで、結果的にさまざまな活性酸素が血管壁などを攻撃し、高血圧や糖尿病を発症しやすくなります。

血管内膜にコレステロールなどの脂肪がたまって炎症が起き、動脈硬化や、どろどろした粥状《じゅくじょう》の物質が動脈にたまった状態の粥状硬化症をきたします。これが心臓や脳血管障害を起こす一方で、糖代謝、脂肪代謝の異常とともに細胞寿命の変化をきたし、細胞死や、死を免れた細胞のゲノム変化（分裂・増殖）により細胞はがん化へと進むのです。

肥満で糖尿病を有する人が、がんになりやすいのはこのためです。

結局、スマートに賢く生きるためには、食べたいように食べるのではなく、ある程度はカロリー制限を考える必要があります。また、腸内環境を良くするために食物繊維をたくさん摂るとか、オリーブ油などの抗酸化力の高い油を摂るなどの食事の工夫も必要です。

動きにくくなる体を動かす工夫

加齢とともに動作が緩慢となり、すぐに座りこんだり寝ころびたくなります。体が重く感じられるというのは、重力に耐えられなくなってくるということです。ミクロ的に、細胞の生命力や再生能力が落ちてくるということは、年齢とともにだんだんマクロ的な体の動きも悪くなっていくということなのです。

すると、体を起こしたり、力を入れ始めるときに「よいしょ」とか「どっこいしょ」という掛け声が多くなっていきます。これは、老化して身体的・社会的に動かなくなっていく心身に対して、リズムを与えているのです。

掛け声や「よし、やるか」といって手拍子を入れたりすることにより、身体が静から動へと移るきっかけを与え、動きやすくなります。

パーキンソン病患者では、足が前に出にくい、すくみ足になりやすいのですが、この時に、手（拍子）をたたくと軽やかに一歩を踏み出すことができます。これにより、パーキンソン病などの神経疾患の改善に、音楽療法が非常に期待されています。

骨折などの障害を受けた身体機能を直すには、リハビリテーションが必要です。同様に、老化により損なわれつつある神経系を中心としたネットワーク構造は、脳トレにより再構築される可能性が論じられています。

脳トレにより、機能を是正することができれば、還暦を過ぎても美しい体つくりが可能であるかもしれません。

「美しい」というのは見た目だけではなく、医科学的には、分子構築的に整然としていて、刺激―応答系としての分子間のネットワーク連携がスムーズに働いていて、機能発現に無理がない状態をいうのです。

一方、自分では動かないところを他動的に動かすというのがマッサージやカイロプラクティックなどの手技で、これにもリズムを与える効果があると筆者は思います。

生きていく中で、長い間同じ姿勢や生活スタイルを続けていることにより、誰でも体の使い方に癖が出てきます。すると、体にアンバランスが起こります。そこで、自分で動くところは動かし、ときどきは動かないところを他動的に動かしてもらう。すると神経系が働いて、筋肉が動くようになる。体の連関がよくなりもっとリズミカルに動くようになるということが考えられます。

こうしたマッサージなどの効果の多くは一過性ですから、繰り返し施術を受けることになります。やり方がうまくなければ効かないし、やりすぎると痛むことになります。普段動かさないところを他者の手で動かすのですから、力加減が肝心です。

特に高齢者では、筋肉やじん帯がどの程度弱っているかは人によって違います。人体のメカニズムと加齢変化についてよく理解し、技術の高い人に施術してもらうことが重要です。

健康とソーシャルキャピタル

WHO（世界保健機関）は、ずっと以前から「健康」について定義しています。「健康とは、身体的、精神的、及び社会的に完全に調和の取れた状態であって、単に病気でないとか、体が弱くないということではない」というのが1946年（昭和21年）の定義です。

1998年には憲章の見直しの提案があり「ダイナミック（dynamic）な状態である」という言葉が入ってきました。ダイナミックとは、健康と疾病とは全く別の状態でなく連続的なものであり、健康から徐々にゆらぎの幅が大きくなって疾病に行くという認識です。

このときの提案では、健康の定義としてフィジカル（physical：身体的な）、メンタル（mental：精神的な）、ソーシャル（social：社会的な）、そしてスピリチュアル（spiritual）という言葉も入っています。

スピリット（spirit）にはいろいろな意味があり、霊魂とか神霊などと訳されることもあります。また精神力とか勇気という意味で使われることもあります。ここでは、人間の尊厳やQOLを健康の概念に含めるべきであるという提案がなされているのです。

このように、健康はさまざまなものに関係しています。生物学的に、体の構造や機能のどこかに異常をきたしているというだけではありません。社会的に、経済的、物質的に満たされず不適応な状態であったり、職場・社会での対人関係にストレスが昂じている状態も、健康とはいえないのです。人は社会生活を営むことが基本です。孤立は健康ではありません。

健康や老化度は、遺伝的・体質的な影響を受けるだけでなく、周辺環境・社会的環境の影響を大きく受けています。

そこで、昨今国内外で議論されているのが、「ソーシャルキャピタル（social-capital）」という言葉です。社会のネットワーク化、グループ化によりもたらされる地域のつながり・支え合い・互助・共助を意味する言葉で、ソーシャルキャピタルの豊かな地域に住むか、豊かな組織に属するか否かにより、健康感が大きく異なり、老化進行度も大きく左右されます。地域づくりや街づくりにも大いに関連します。

ソーシャルキャピタルの豊かな地域では老人の死亡率が低く、要介護リスクも低いとの報告があります。

個人レベルで疾病リスクの要因を排除し、健康度の向上を図ること、そして老化への対策を講じるとともに、ソーシャルキャピタルの充実により、互助・共助により健康度を高め、老化をきたしにくい仕組みづくりや街づくりが大切になります。

そこで順天堂大学と東急不動産は相互に協力して、この重要な理念の実現を図ろうとしています。

「動き・楽しみ・喜ばせる」を続けることがハッピーエイジングの秘訣

1986年には55歳だった企業の定年は60歳が企業の努力義務になり、2000年には65歳までの雇用確保措置が努力義務とされました。現在では、希望する労働者全員を65歳まで継続雇用することが義務化されています。これを「いつまで働けばいいのか。老後はゆっくり休みたいのに」とばかり考えると思考はネガティブになり、自分を「老人」という枠の中に閉じ込めるようなものです。

私は、最終的に定年という考え方は、英米、オーストラリアのようになくなると考えています。若い頃と同じように働くべきということではありませんが、社会とのネットワークをいつまでも持続し、体を動かし、動くことを楽しみ、そして周囲の人を喜ばせるという活動を続けるということです。それにより周囲との共生が生まれ、生涯自分は現役だと感じられることが、ハッピーエイジングだと考えます。

実際には、職場の定めた定年を迎えると再雇用という形になり、同じ仕事をしていても給料がガタンと下がるというのが現実です。しかし、それでも働き甲斐を感じられる仕事を持ち、少し休みを増やしながらも社会参加を続けていくことです。

社会とともに生きていて、社会によって自分は生かされていると感じ、社会を慮って慈しむ。すると結局は自分が生かされ、いつまでも現役で人生を楽しめるという境地に至るのではないかと思うのです。

「動き、楽しみ、人を喜ばせる」は、社会との関わりと密接に関係しています。

誰かのために生きるのでも、個として一人を楽しむだけでもなく、自分が喜び、人を喜ばせる、という往復の関係です。

それは「共生」という考え方でもあり、さきほどのソーシャルキャピタルの豊かさにも発展していくものだと考えます。

「老人的超越」を目指す

「三つ子の魂は百（歳）まで」といわれ、幼児からの根気強さや意欲、誠実さを教える教育が大切であるといわれています。動きのリズムを取り入れた幼児教育は「リトミック」といって国際的に認知されています。乳幼児時代での心身を正しく動かせる教育が、生涯を通して体軸・体幹を鍛えるのに大切なのです。

しかし、脳には可塑性があり、脳を刺激することで、健康な部分の脳細胞が壊れた脳細胞が担っていた機能を代替するということがわかっています。脳卒中で半身麻痺が起こっている方でも、術後のリハビリの効果などから、歪んだ脳機能ネットワークが是正され、脳細胞の構築を補修して、新たなネットワークを構築することがわかっています。つまり、年をとってからでも学ぶことはできるのです。

最近のジェロントロジーの進歩により、壊れかけた歪んだ身体機能を是正し、働きを高め自立して生きる秘訣は、日々の「動き、楽しみ、そして（人を）喜ばせる」ことにあるとわかってきました。これをいつまでも続けることが、健康長寿の秘訣であることを多くの事実が明らかにしているのです。

生命体である私たちは、いつしか細胞の再生ができなくなり、心身の機能低下が必然です。「いつまでも健康で若さを維持する」は、生き方としては重要ですが、現実にはやがてそうはいかなくなります。

自立して生きられる健康寿命を延ばすこととともに、最期までいかに幸せに生きるかを私たちはもっと研究すべきでしょう。介護を受ける立場になっても「気」の流れを保ち、恒常性を保ちつつ、毎日を安らいで過ごすにはどうしたらいいか。私たちはこれを「幸福寿命を永らえる」と捉えています。

「老人的超越」とは、高齢者が物質主義的な、合理的な世界観から宇宙的、超越的、非合理的な世界観へと変化していくさまを指しています。

高齢者医療の現場では、体が弱っていて栄養状態が悪くなっても、精神性だけは非常に高く保たれ、明るく穏やかに過ごされているという事例が報告されることがあります。

高齢期を迎えるとき、誰もが認知症や寝たきりになることを恐れます。しかし、このようにメンタリティが保たれているなら、その人は「自分が楽しみ」「人を喜ばせる」

ということができるのです。長寿を全うする生き方として非常に価値があるのではないかと考えます。

世界に先駆けて超高齢時代を迎えたわが国は、老人が老人を支える社会になっていきます。病気や障害がある人も互いに支えあい、一緒に明るく楽しく前向きに生きるには、原点として教育も重要です。

世界をリードして幸福寿命を探求するという気概で、私たちはそのための医学・看護・介護・教育・スポーツ・健康科学を提供する仕組みづくりもしていきたいと考えています。

●佐藤信紘　学校法人順天堂理事　順天堂大学名誉教授、特任教授

第2章

「立つ」「歩く」いつまでもリズミカルに動くために

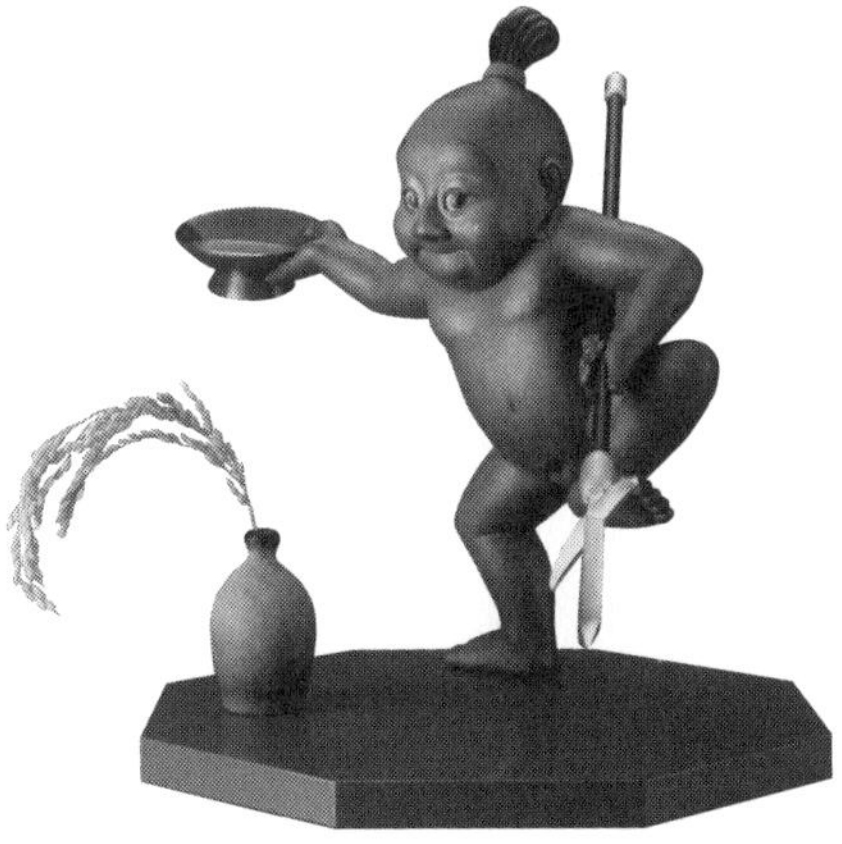

「御造酒童子」

2-1

何歳からでも筋肉は鍛えられる
——超高齢社会における「動けるからだ」づくり

加齢によって生じる3つの病態をどう防ぎ、改善するか

人が生涯にわたって健康で自立した生活を営むためには、日常動作の基盤となる筋肉量を維持することがかかせません。しかしながら、筋肉量は加齢に伴い低下していきます。骨格筋は30歳を過ぎると10年ごとに約5％の割合で減少し、60歳以降はその減少率が約10％になると報告されています。[1] このように、加齢に伴って生じる筋肉量の低下は「サルコペニア（加齢性筋肉減弱症）sarcopenia」という名称で、近年よく知られるようになってきました。

サルコペニアは、骨や関節、筋肉など運動器の障害のために移動機能が低下する「ロコモティブシンドローム（ロコモ）」の概念に含まれます。また、老年医学の世界では、

意図しない緩やかな体重減少、疲れやすさ、体力、気力の衰えなどの訴えを聞くことがよくあります。こうした加齢に伴う心身の衰えを「フレイル」といいます。

こうしたサルコペニアやロコモ、フレイルによって、歩行障害や移動能力が低下し、日常生活に支障をきたし、転倒リスクが高くなり、それらの進行により支援や介護が必要になっていきます。[2] さらに、体が思うように動かないことで外出するのが億劫になり、家に閉じこもりがちです。筋肉量の低下に伴い基礎代謝が低下することにより、肥満や内臓脂肪量の増加が起こりやすくなり、生活習慣病にかかる恐れもあります。

その一方で、これらの高齢期の病態は、レジスタンス・トレーニング（筋力トレーニング）などを行うことで、たとえ高齢期に入ってからでも改善が可能です。そこで、サルコペニア、ロコモ、フレイルを早期に発見し、予防・改善の対策を行っていくことが、超高齢社会を迎えたわが国では非常に重要であると考えられます。

現在、臨床や健康診断などの現場では、実際にはサルコペニアやロコモを診断・評価することは行われていないのが現状です。そこで、本項ではまずサルコペニアやロコモ、フレイルの評価方法を紹介し、その後に身体活動の重要性について疫学研究を紹介していきます。

サルコペニアの評価方法

サルコペニアは、１９８９年に米国のローゼンバーグ（Irwin Rosenberg）によって提唱されました。ギリシャ語で肉を意味する「サルコ（sarx）」と、喪失を意味する「ペニア（penia）」からなる造語です[3]。

従来のサルコペニアの評価としては、ＤＸＡ法（二重エネルギーＸ線吸収法：２種類の異なるＸ線を照射し、骨と軟部組織の吸収率の違いにより骨密度や筋肉量、脂肪量を測定する）を用いて四肢の筋肉量を測定します。測定値を身長で補正した値（四肢筋肉量キログラム／身長平方メートル）を指標にして、健常若年者の平均値から２標準偏差（ＳＤ）を下回る人をサルコペニアと定義しています[4]。

この評価法による欧米のカットオフ値（病態識別値）は、男性７・26キログラム毎平方メートル、女性５・45キログラム毎平方メートルであり、その値を下回るとサルコペニアと評価されています[4]。しかし、日本人と欧米人では体格が違うことから、人種差を考慮した日本人用のサルコペニアの評価法が求められてきました。

2010年に、真田らはDXA法により日本人のカットオフ値を男性6・87キログラム毎平方メートル、女性5・46キログラム毎平方メートルと報告しました[5]。この数値を使って行われた大規模コホート研究（国立長寿医療研究センター長期縦断疫学研究第7次調査）によれば、65歳以上の日本人男性のサルコペニアの有症率は36・2％であり、女性では23・3％と報告されています[6]。

また、谷本らは2012年にBIA法（生体電気インピーダンス法：体内に微弱な電流を流し、電気の流れやすさを計測することにより、水分量や体脂肪、筋肉量を推定する方法）による大規模調査を行い、日本人のカットオフ値は男性7・0キログラム毎平方メートル、女性5・8キログラム毎平方メートルと報告しています[7]（表1）。

このように、これまでの研究により日本人のサルコペニア有症率は加齢に伴い増加することは明らかですが、その数値には報告によってばらつきがあります。これは筋肉量の評価方法よりも、カットオフ値を算出した健常若年者も含めた母集団による違いであると思われます。たとえば、健康教室の参加者を対象とした調査と、介護施設で暮らす

表1　日本人サルコペニアにおけるカットオフ値と有症率

報告者	対象者	年齢（歳）	方法	カットオフ値（kg/m²）		有症率（%）	
				男性	女性	男性	女性
Sanada et al. (2010)	介入研究参加者	70～85	DXA	6.87	5.46	6.7	6.3
Shimokata et al. (2014)	地域在住者	40～79	DXA	6.87	5.46	27.1	16.4
Tanimoto et al. (2012)	地域在住者	65～	BIA	7.0	5.8	17.2	19.9
Yamada et al. (2013)	地域在住者	65～89	BIA	6.75	5.07	21.8	22.1

DXA：二重エネルギーX線吸収法
BIA：生体電気インピーダンス法
カットオフ値：四肢の筋肉量を身長で補正した値（四肢筋肉量kg／身長m^2）を指標に、健常若年者の平均値から2標準偏差（SD）を引いた値

高齢者を対象とした調査では、その数値は違ってくると考えられます。

サルコペニアは、ローゼンバーグによって「加齢に伴う骨格筋量の減少」と定義されたこともあり、その評価には筋肉量が主な指標として用いられてきました。しかし、従来用いられてきた筋肉量の評価では、その測定にDXAやMRIのような特別な機器が必要です。BIAのように簡易で汎用性が認められる検査法もありますが、測定機種や食事状況（体内水分量）などによって測定値の信憑性や再現性が問題となることがありました。

最近、川上らによって、40歳から89歳までの日本人526名を対象に、ふくらはぎの太さ（下腿囲）とDXA法によって定量された四肢の筋肉量には高い相関関係があることが示されました[8]。

男性では下腿囲34センチ、女性は33センチ未満でサルコペニアの予備群と報告され、今後簡易評価法として臨床や健康診断などの現場での活用が期待されます。

また、高齢者のサルコペニアに関する欧州のワーキンググループである「EWGSOP[9]」や「AWGS」（同アジアワーキンググループ[10]）では、「骨格筋量の減少に加えて、身体機能の低下あるいは筋力低下のいずれかを伴うこと」と、サルコペニアの定義をしています（図1）。

なお、アジア人を対象とするAWGSの定義では、欧米人を対象とするEWGSOPを参考にアルゴリズムが決定され、歩行速度または握力が低下した人を「筋パフォーマンス低下」とし、これに筋量低下が加わった人をサルコペニアと評価しています。

ちなみに、AWGSの歩行速度のカットポイントはEWGSOPと同じ0・8メートル毎秒であり、握力のカットポイントはEWGSOPと比べるとやや低く男性26キログラム、女性18キログラム

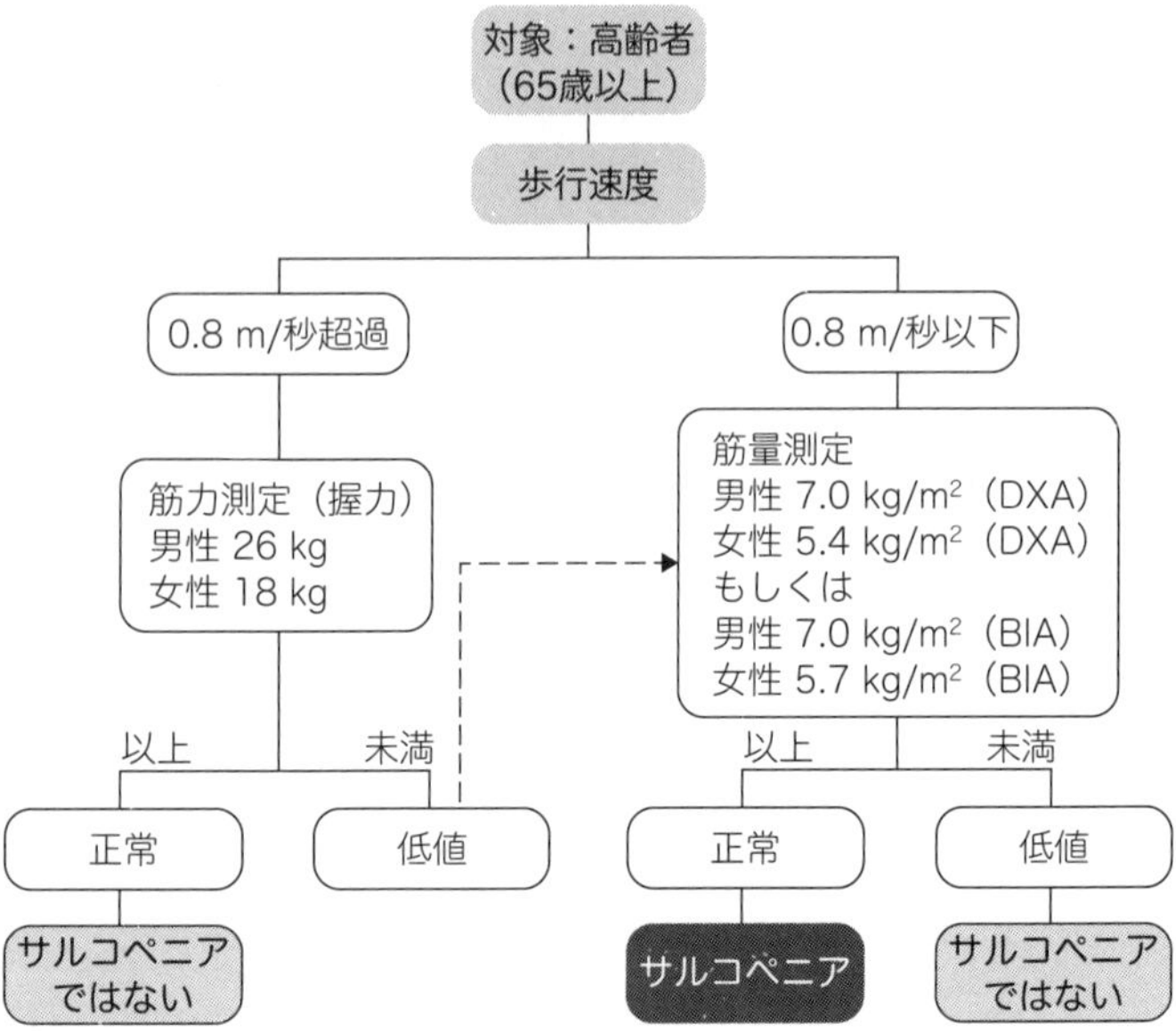

図１　サルコペニアの評価方法
（AWGS：アジアワーキンググループ）

（Chen LK, et al.（2014）に加筆）

となっています（図１）。このAWGSの定義に基づいて、日本人を分類すると、サルコペニアの有症率は男性16・5％、女性19・9％となります[11]。

筆者の私見では、サルコペニアの評価に身体機能の指標と歩行速度を活用することは有効ですが、0・8㍍毎秒では遅すぎます。日本の横断歩道を渡るために必要とされる1・0㍍毎秒の方が良いと思われます。

また、筋力については、握力だけでなく下肢筋力もサルコペニアの評価に加えることが大切と考えます。最近、EWGSOPが公表した修正版ガイドラインでも、下肢筋力の測定の意義について述べられています[12]。汎用性と信頼性がある測定・評価方法が必要であり、今後さらに議論されていくことになるでしょう。

2017年、川上らは、一般の中高齢者を対象として40チセンの椅子を用いた片脚立ち上がりテストと筋量・筋力との関連を検討し、「サルコペニア簡易評価法」としての片脚立ち上がりテストの有用性を報告しています[13]。

今後、日本人を対象としたサルコペニアの研究が増え、臨床や健康診断などの現場でも自分でサルコペニアかどうかをチェックできる簡易評価法の確立が期待されています。

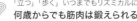

ロコモティブシンドロームの評価方法

2007年、日本整形外科学会は、ロコモティブシンドローム(ロコモ)という新しい概念を提唱しました。ロコモとは、「骨や関節、筋肉など運動器の障害のために移動

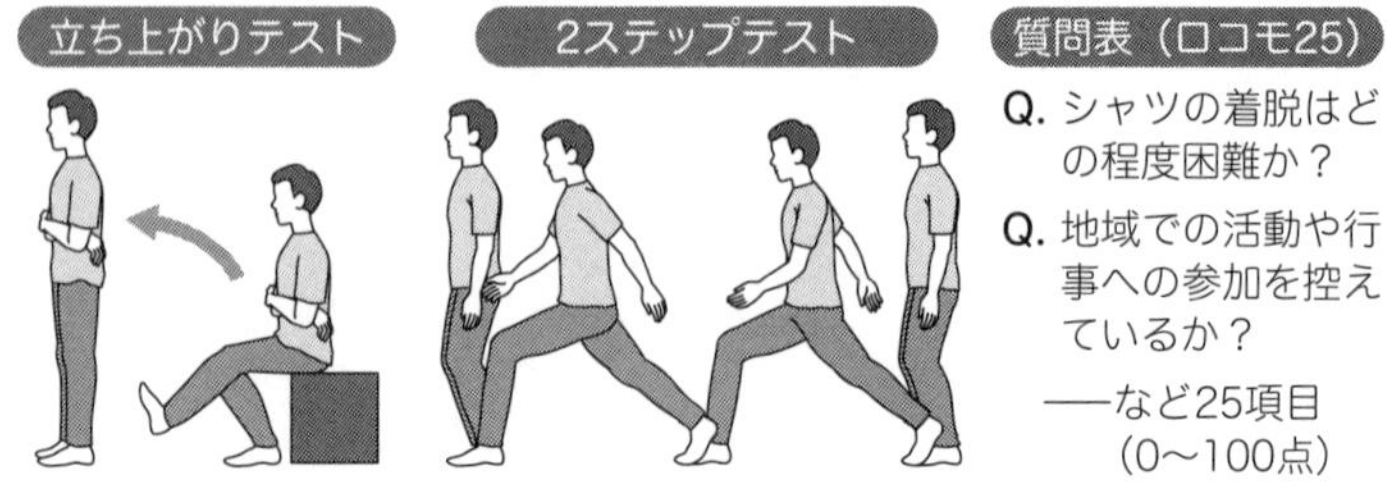
立ち上がりテスト
2ステップテスト
質問表（ロコモ25）
Q. シャツの着脱はどの程度困難か？
Q. 地域での活動や行事への参加を控えているか？
──など25項目
（0〜100点）

	立ち上がりテスト	2ステップテスト	質問表（ロコモ25）
ロコモ度1（軽）	片脚で40cmの高さから立ち上がれない	大股2歩の歩幅÷身長＝1.3未満	7点以上
ロコモ度2（重）	両脚で20cmの高さから立ち上がれない	大股2歩の歩幅÷身長＝1.1未満	16点以上

図2　ロコモ度テストと臨床判断値

毎日新聞（2015年5月16日夕刊）より引用改変

機能の低下をきたした状態」と定義されます。また、2013年には、ロコモを判定するための方法として、「立ち上がりテスト」、「2ステップテスト」、「ロコモ25」の3つから成る「ロコモ度テスト」を発表しました。2015年には、それぞれのテストにおける臨床判断値を公表しています[14]（図2）。

「立ち上がりテスト」は、下肢筋力の簡便な評価法です。40㌢・30㌢・20㌢・10㌢の4種類の高さを設け、それぞれから片脚または両脚で立ち上がれるかどうかによって、下肢筋力を評価します。

ロコモではないという判定のためには、左右それぞれの片脚で40センチの高さから立ち上がることが必要です。片脚で40センチがクリアできない場合にはロコモ度1となり、さらに両脚で20センチの高さから立ち上がれなければ、最も重症のロコモ度2と判定します。

「2ステップテスト」は、できるだけ大股で2歩分の歩幅（最大2歩幅）を測定します。歩幅を大きくするには下肢筋力、バランス能力、柔軟性が必要であり、これらを含めた総合的な歩行能力の評価ができるとされています。この2歩幅の記録を身長（センチ）で割って「2ステップ値」を算出し、1・3未満ではロコモ度1、1・1未満ではロコモ度2と判定します。

「ロコモ25」は、25の質問項目で構成される問診です。直近1ヶ月間の体の痛みや日常生活状況、不安の程度などを点数化し、ロコモの重症度を評価します。1問4点満点であり、点数が大きいほど重症度が高くなります。7点以上ではロコモ度1、16点以上ではロコモ度2と判定します。

表2　ロコモ度テスト「ロコモ25」項目一覧

以下の25の質問に5段階のチェックリストを用いて回答し、ロコモ度判定を行います。

この1ヵ月のからだの痛みなどについてお聞きします。	
Q1	頚・肩・腕・手のどこかに痛み（しびれも含む）がありますか。
Q2	背中・腰・お尻のどこかに痛みがありますか。
Q3	下肢(脚のつけね、太もも、膝、ふくらはぎ、すね、足首、足)のどこかに痛み(しびれも含む)がありますか。
Q4	ふだんの生活でからだを動かすのはどの程度つらいと感じますか。
この1ヵ月のふだんの生活についてお聞きします。	
Q5	ベッドや寝床から起きたり、横になったりするのはどの程度困難ですか。
Q6	腰掛けから立ち上がるのはどの程度困難ですか。
Q7	家の中を歩くのはどの程度困難ですか。
Q8	シャツを着たり脱いだりするのはどの程度困難ですか。
Q9	ズボンやパンツを着たり脱いだりするのはどの程度困難ですか。
Q10	トイレで用足しをするのはどの程度困難ですか。
Q11	お風呂で身体を洗うのはどの程度困難ですか。
Q12	階段の昇り降りはどの程度困難ですか。
Q13	急ぎ足で歩くのはどの程度困難ですか。
Q14	外に出かけるとき、身だしなみを整えるのはどの程度困難ですか。
Q15	休まずにどれくらい歩き続けることができますか(もっとも近いものを選んでください)
Q16	隣・近所に外出するのはどの程度困難ですか。
Q17	2kg程度の買い物(1リットルの牛乳パック2個程度)をして持ち帰ることはどの程度困難ですか。
Q18	電車やバスを利用して外出するのはどの程度困難ですか。
Q19	家の軽い仕事(食事の準備や後始末、簡単なかたづけなど)は、どの程度困難ですか。
Q20	家のやや重い仕事(掃除機の使用、ふとんの上げ下ろしなど)は、どの程度困難ですか。
Q21	スポーツや踊り（ジョギング、水泳、ゲートボール、ダンスなど）は、どの程度困難ですか。
Q22	親しい人や友人とのおつき合いを控えていますか。
Q23	地域での活動やイベント、行事への参加を控えていますか。
Q24	家の中で転ぶのではないかと不安ですか。
Q25	先行き歩けなくなるのではないかと不安ですか。

5段階評価により、ロコモ度1、2を判定する

ロコモ チャレンジ！推進協議会　公式HP「ロコモONLINE」

フレイルの評価方法

国際疾病分類（ICD-10）では、「加齢に伴うさまざまな機能変化や生理的な予備能力の低下によって、健康障害を招きやすい状態」という病態の診断名として「Frailty」があります。

Frailtyの訳語には、これまでは「虚弱」「衰弱」「脆弱《ぜいじゃく》」といった日本語が用いられてきました。しかし、これらの日本語では「加齢に伴って不可逆的に老い衰えた状態」という印象を与えてしまい、「年のせい」というあきらめにつながります。

もともと、Frailtyには「しかるべき介入により再び健常な状態に戻る」という可逆性が包含されています。また、Frailtyには身体的、精神・心理的、社会的などの側面があり、「虚弱」などではこれらのニュアンスを十分表現できていませんでした。

こうした背景を踏まえ、日本老年医学会は2014年に「フレイル」とし、「加齢に伴う予備能力低下のため、ストレスに対する回復力が低下した状態」としました。これは、健康な状態と日常生活でサポートが必要な要支援・要介護状態の中間を意味してい

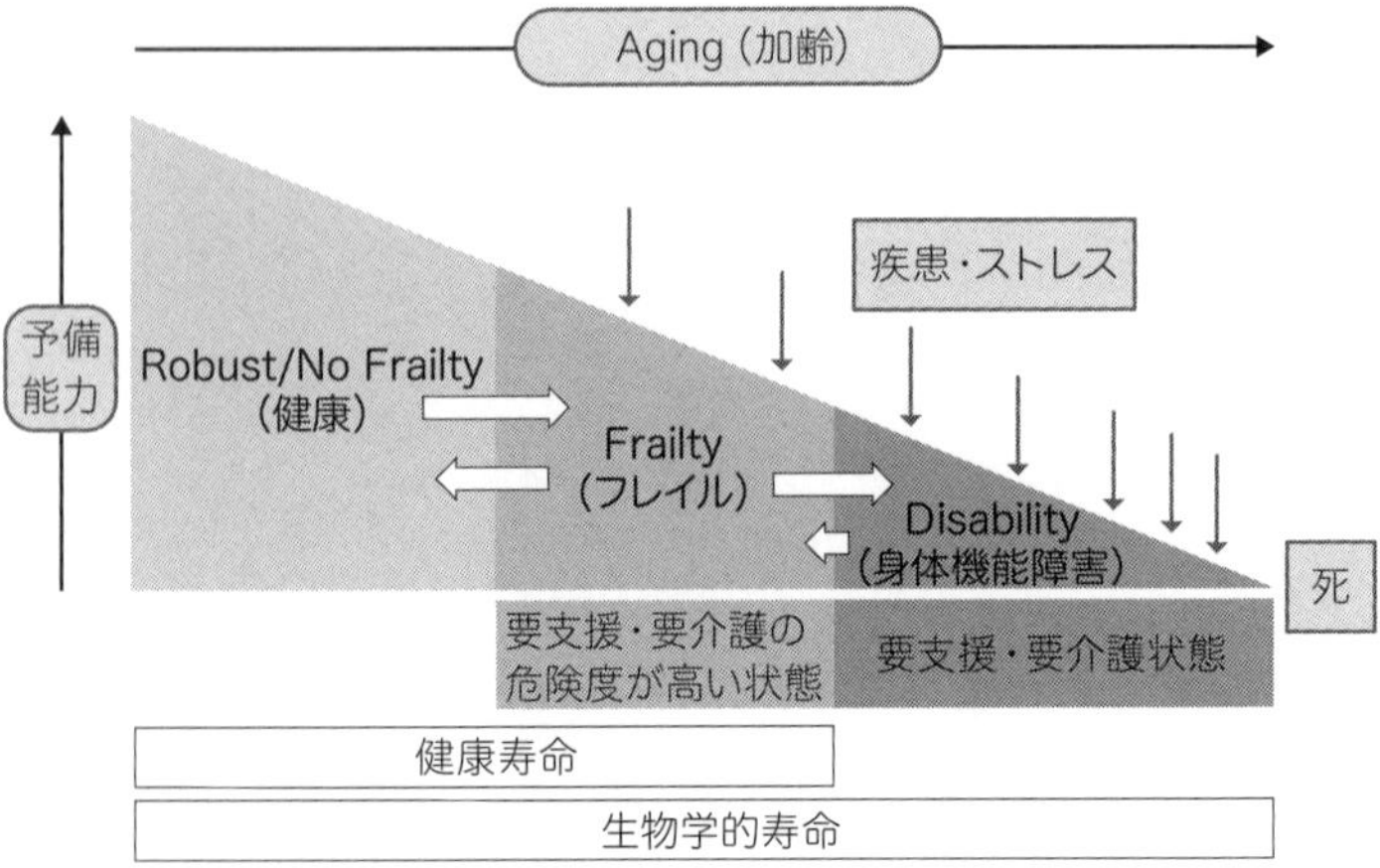

図３　要介護に至るフレイルモデル

（葛谷雅文：老年医学におけるSarcopenia & Frailtyの重要性・日本老年医学会雑誌46（4）：279-285, 2009より引用改変）

ます。高齢者の多くは、健康な状態からフレイルの状態を経て、要介護状態に進むと考えられています（図3）。

どのような状態をフレイルとするのか、その評価方法に世界的に統一された基準は設けられていません。主要な評価方法として、「加齢に伴う生体機能の低下により表出してくる症候を捉える」とする表現型モデルの考え方があり、代表するものに米国の研究者フリードらによって提唱された「ＣＨＳ基準」があります[15]。

ＣＨＳ基準では、①体重減少、②疲労感（疲れやすさ）、③身体活動低下、④筋力低下、⑤歩行速度低下の５項目の徴候のうち、３項目以上に該当する場合を「フレイル」、１〜２つに該当する場合を「プレフレイル」と分類しています。わが国でも、この評価方法に基づいた日本版ＣＨＳ基準（Ｊ‐ＣＨＳ基準）が提唱されています（表３）。

筋肉は全身の健康を守ってくれる

本書の「リズミカルに生きる」というテーマの通り、人間は動く生き物です。若いときにはよく動いていたのに年をとるにしたがって動かなくなり、しだいに動けなくなっていくというケースを予防するには、やはり自分の体を使って生活していくことが必要です。

老化とともに誰でも筋肉は脆弱になり、持久的運動能力や筋力などの行動体力は低下しますが、適切な運動習慣や身体活動はその低下を防いでくれます。

若い頃によく動かしていた筋肉は、高齢期に入り萎縮が起こっても適切なトレーニン

表3　日本版CHS基準（J-CHS基準）

3項目以上該当する場合をフレイル
1～2項目に該当する場合をプレフレイルとする

項目	評価基準
体重減少	6ヵ月で、2～3kg以上の体重減少
筋力低下	握力：男性＜26kg、女性＜18kg
疲労感	（ここ2週間）わけもなく疲れたような感じがする
歩行速度	通常歩行速度＜1.0m/秒
身体活動	①軽い運動・体操をしていますか？ ②定期的な運動・スポーツをしていますか？ 上記2つのいずれにも「週に1回もしていない」と回答

（フレイル診療ガイド2018年版より引用改変）

グを行うことで萎縮からの回復が早いということがわかっています。これを「マッスルメモリー」といいます。若いときによく体を動かして体力をつけておくということは、人生の後半戦でも非常に活きてくるのです。それは、筋力や持久力だけではありません。筋肉があることで免疫機能も高まることが期待されます。

たとえば、高齢者の死因の上位を占める「肺炎」も、筋肉量がある人の方が細菌感染に強く、肺炎になりにくいということがいわれています。外科手術をしたときも、術後の回復力は筋肉量がある人の方が高いとされています。

心臓や腸などの内臓は、自分で動かそうとか活性化しようと思ってもできません。しかし、骨格筋は自分の意識で動かすことができます。そのため、楽をしようとすれば減ってしまう一方で、使うことを意識すれば維持・向上が図れます。同じ運動器でも、骨の状態は把握することが難しく、いつの間にか骨粗鬆症が進行してしまうことが起こり得ますが、筋肉の状態は自分で触ればわかります。立ち上がったり、階段の上り下りをしたりすれば、現在の自分の筋肉の機能は自分でわかるのです。

このように、筋肉は自分でコントロールしやすい組織なので、筋肉に着目することを健康寿命延伸の出発点にしたいと、我々は考えています。体を動かすことのデメリットは、強いレベルでやりすぎない限り、ほとんどありません。では、効果的な運動プログラムとはどのようなものなのでしょうか。健康寿命延伸を目指した介護予防のための運動プログラムについて、紹介していきます。

体を動かす人は寿命が長い

体を動かすことによって、サルコペニアやロコモなどを防ぎ、健康で長生きできると記しましたが、それにはもちろん科学的根拠があります。

まず、イギリスで１９９３年から１９９７年にかけて、南東部に在住する45～79歳の健康な約２万人を対象に健康調査が実施され、２００６年までの死亡率と生活習慣との関連が報告されました[16]。

それによると（1）禁煙、（2）適切な飲酒、（3）十分量の野菜と果物を摂取、（4）1日30分程度の軽い運動、の４つの習慣がある人は、４つともない人より同年齢での病気による死亡率が４分の1と低く、それは14年分の寿命に相当していました（図４）。

こうした研究では、長寿の要因が運動や身体活動そのものにあるのか、あるいは運動習慣や身体活動量の多い者の生活習慣に起因するのかを判定することは困難でした。しかし、現在では多くの類似した疫学研究が行われることによって、運動や身体活動そのものが寿命を延長させる因子であると考えられるようになっています。

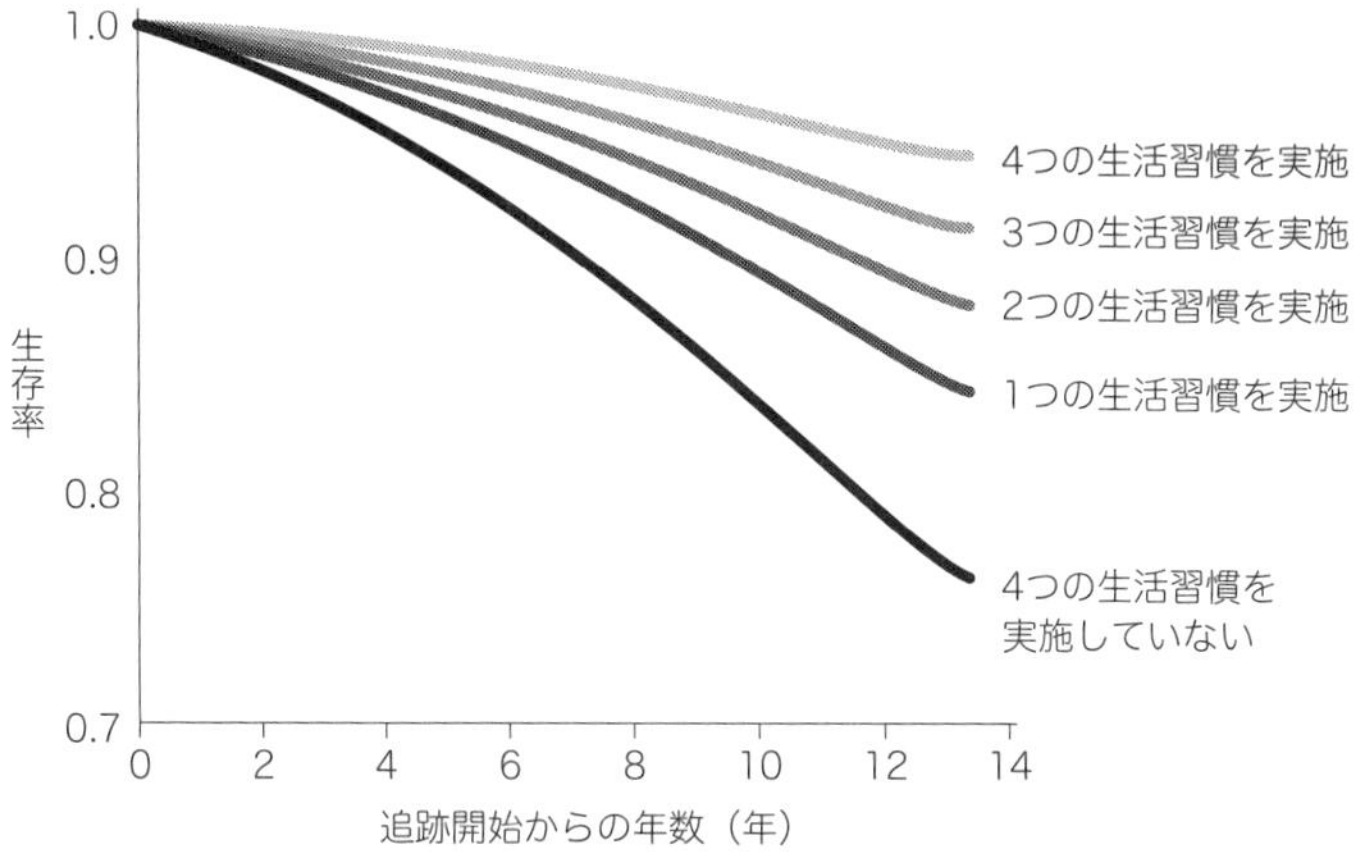

図4　4つの生活習慣が死亡率に及ぼす影響

4つの生活習慣とは、禁煙、適切なアルコール摂取、十分な野菜と果物の摂取、1日30分の運動である。

(Khaw et al., 2008に加筆)

パッフェンバーガーらは、1962年から1966年に米国ハーバード大学を卒業した1万6936人（35〜74歳）の身体活動量を調査し、1978年までの死亡率の関係を縦断的に検討しました[17、18]。

その結果、歩行距離や昇った階段数、さらに運動強度の低いスポーツや高いスポーツの週あたりの実施時間によって、死亡の相対危険率が変化することが示されました（表4）。このことから、一日3000歩（1歩＝0・8㍍として）、階段昇降150段（約10階分）、または1〜2時間の軽・中

表４　身体活動量別の死亡の相対危険率

身体活動	1週間の指標	相対危険率
歩行距離（マイル）	3未満	1
	3～8	0.85
	9以上	0.79
昇った階段数（段）	350未満	1
	350～1,049	0.85
	1,050以上	0.92
軽スポーツ（時間）	0	1
	1～2	0.76
	3以上	0.7
激しいスポーツ（時間）	0	1
	1～2	0.65
	3以上	0.74
身体活動指数（kcal）	500未満	1
	500～999	0.78
	1,000～1,499	0.73
	1,500～1,999	0.63
	2,000～2,499	0.62
	2,500～2,999	0.52
	3,000～3,499	0.46
	3,500以上	0.62

最も低い身体活動量のものの死亡率を 1.0とした場合の相対危険率

（Paffenbarger, R.S.Jr., et al., N. Engl. J. Med., 314, 605-613（1986）のデータより作成）

等度の運動を行うことが望ましいといえます。

特に、60〜69歳と70歳以上の群では、週あたりの身体活動による消費エネルギー量が500キロカロリー以下の群に比べて、2000キロカロリー以上の群では死亡率が半分に減少していたと報告しています。より高齢者ほど、身体活動量を増やすことが死亡率の低下につながることが示されています。

体力と死亡率の関係

体力レベルと死亡率には、さらに密接な関係があります。1989年に米国のブレアらが発表した研究では、持久的運動能力（一定の運動を長く続けることができる体力や持久力：有酸素性運動能力）の高い中高齢者は、8年後に死亡または心血管系疾患や大腸がんなどの重大な病気にかかるリスクが低いことがわかりました[19]。

この発表によれば、1万3364人にトレッドミル（ランニングマシン）による運動を行ってもらい、最大走行時間によって体力レベルを3段階に分類します。その後8年

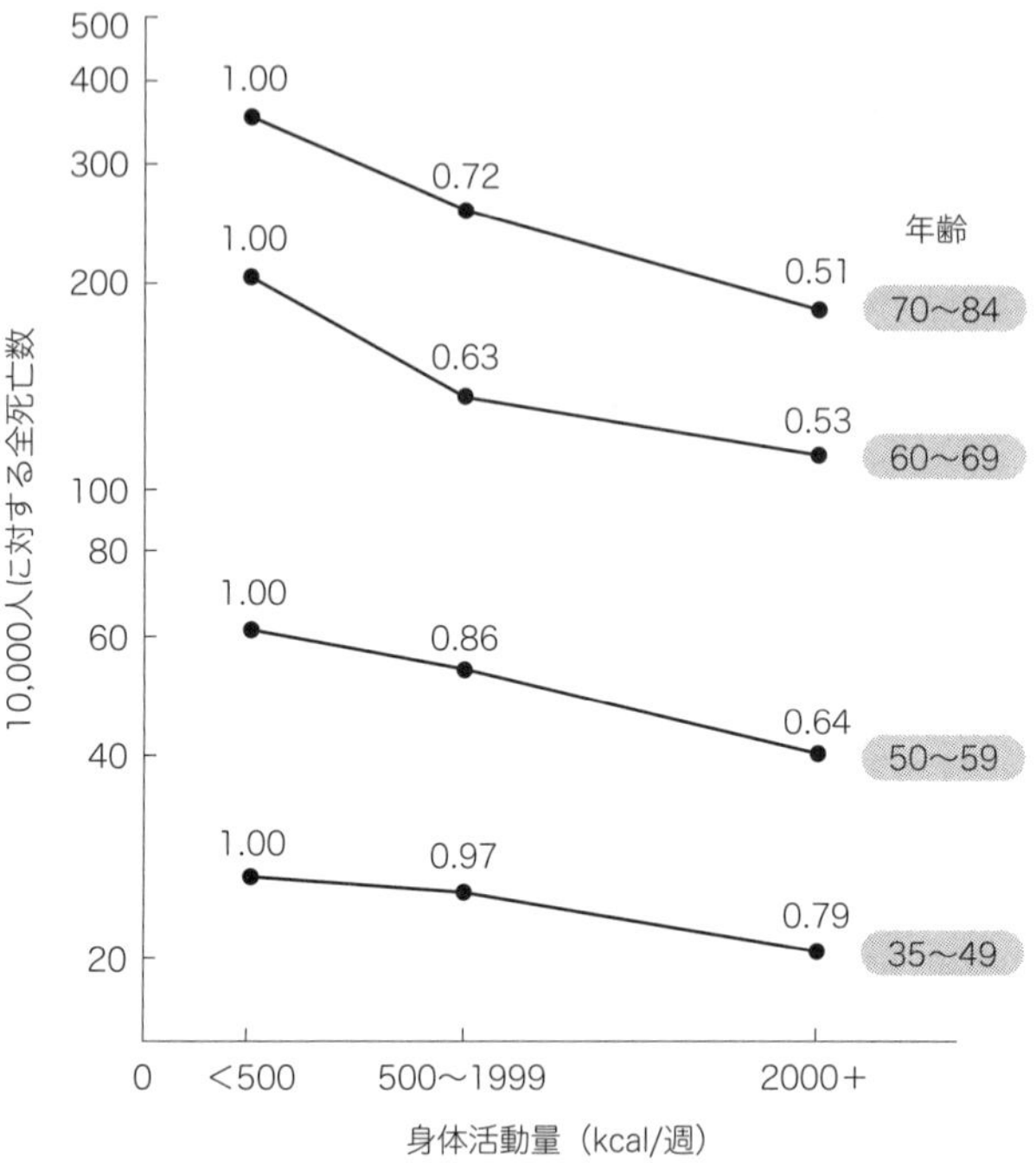

図5　年代別身体活動量と死亡率との関係

（Paffenbarger et al.（1986）に加筆）

ハーバード大学を卒業した16,936人の卒業生（35～74歳）の身体活動量と死亡率の関係を縦断的に検討した。その結果、60歳から69歳と70歳以上の群では、週あたりの身体活動による消費エネルギー量が500 kcal以下の群に比べて、2,000 kcal以上の群で死亡率が約2分の1であった。

間に死亡した240人について調べたところ、体力レベルが上がるに従って死亡相対リスクは低下していました。心血管系疾患による死亡リスクでは体力レベルによる差はさらに拡大し、体力レベルの高い群に対して低い群では男性は約8倍、女性では約9倍にも及んでいました。同様に、大腸がんによる死亡危険度は男性が約4倍、女性が約6倍となっていました。

日本人の体力レベルと死亡率については、大企業の従業員と退職者を対象とした研究が有名です。澤田ら[20]は持久的運動能力の指標である「最大酸素摂取量」（運動中に体の中に取り入れることのできる酸素量の最大値）が高い群は、低い群に比べて糖尿病の発症率は0・56倍、大腸がんでの死亡率は0・41倍であり、体力レベルが年齢、体格指数（BMI）、血圧、飲酒習慣とは独立して、糖尿病の発症やがんでの死亡率に強い影響を与える因子であることを報告しています[21]。

このように、持久的運動能力が高いことは、心血管系疾患やがんによる死亡を抑制し、死亡率や寿命に影響を及ぼす重要な因子であることがはっきりしています。

同時に、筋力も寿命延長に影響を及ぼす重要な因子です。

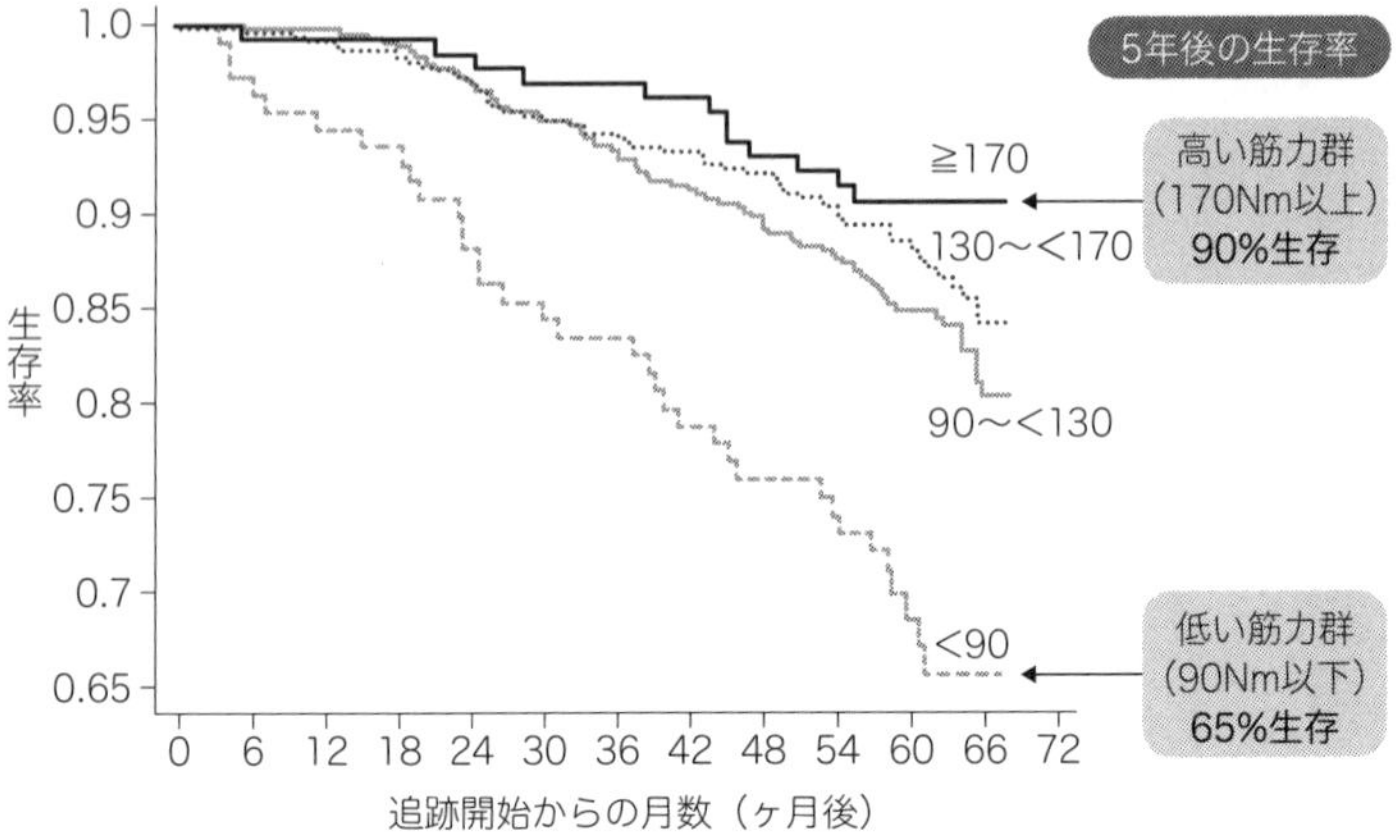

図６　高齢者の下肢筋力とその後の生存率

（Newman et al., (2006) に加筆）

脚筋力の弱い高齢者（70～79歳）は５年後の生存率が低いことを示す。

ニューマンらは、２００６年に２２９２人の男女の高齢者（70〜79歳）を対象に、下肢と上肢の筋力（脚伸展力と握力）と５年後の生存率との関連を調査しました。その結果、男女とも測定時の下肢および上肢の筋力が、その後の生存率に大きな影響を及ぼすことを報告しています[22]（図６）。

また、２００９年に行われた日本人女性における調査では、10歳代の体力が寿命に影響を及ぼすという興味深い報告がなさ

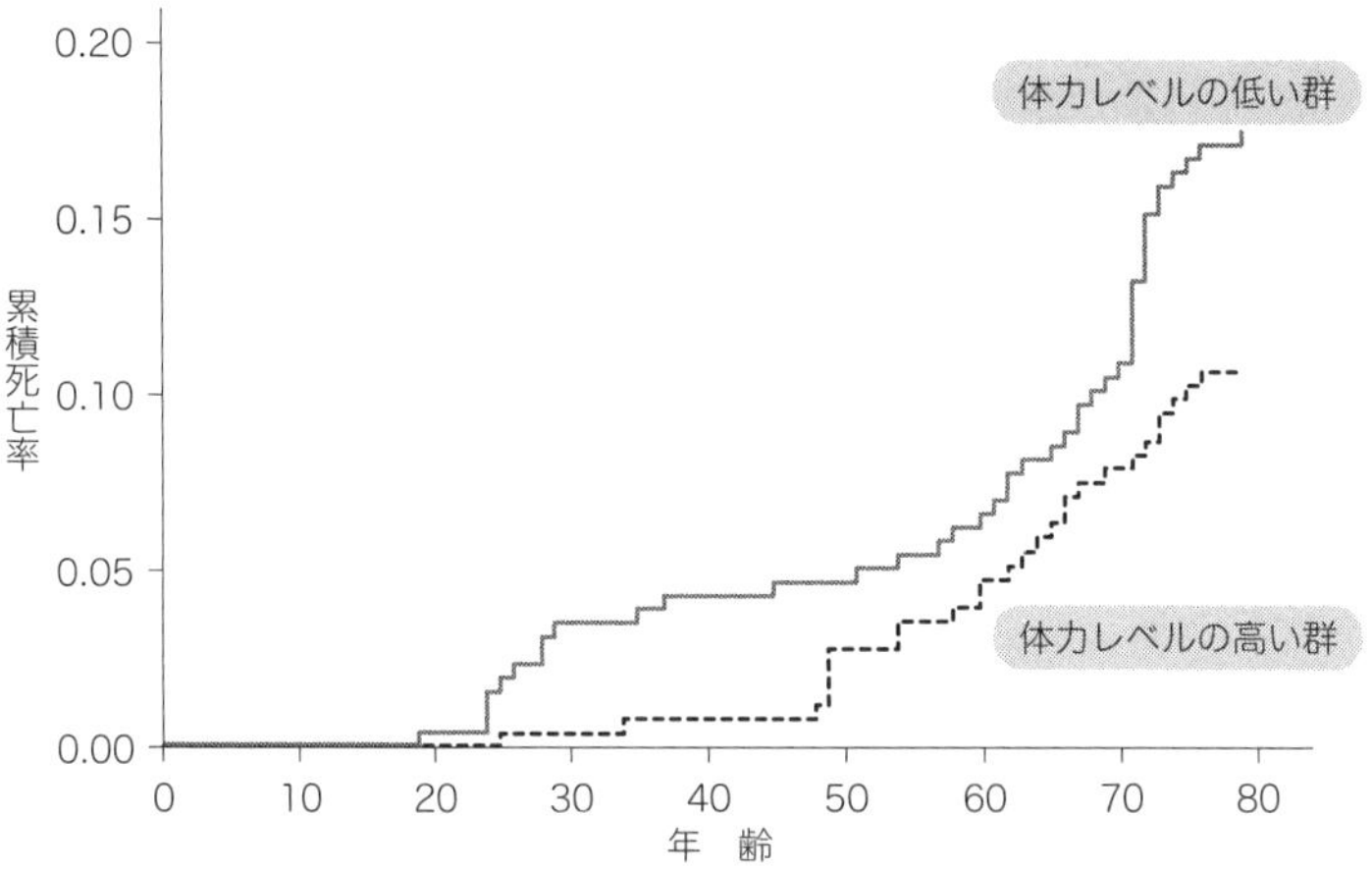

図7　10代後半の体力レベルが死亡率に及ぼす影響

（Sato et al.,（2009）に加筆）

戦前の1943年に国立大学付属高等学校に在籍していた女子学生（平均年齢 16.8歳）の体力テスト結果とその後の死亡年齢に関して2007年までの64年間追跡調査した。体力レベルの低い群で2つの時期（20歳から50歳前と70代後半以降）において体力レベルの高い群と比較して死亡率が高いことが示されている。

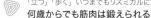

れています（図7）。佐藤らは、戦前の1943年に国立大学付属高等学校に在籍していた女子学生（平均年齢16・8歳）の体力テスト結果と、その後の死亡年齢に関して、2007年までの64年間にわたって追跡調査をしました[23]。

その結果、戦時中の4種目（①100㍍走、②縄跳び持続時間、③300㌘の槍投げ、④16㌔のおもりを持った100㍍走）の体力テストで、合計点数が平均値よりも高い群と低い群に分けた場合、体力レベルの低い群では2つの時期（20歳～50歳と70歳代後半以降）で高い群よりも死亡率が高いことが示されました（図7）。

この調査結果では、現在の生活習慣の影響については考慮されていません。また死因についても明確ではないため、死亡率や寿命への影響を解釈するには制限があります。しかし、10歳代の体力がその後の寿命に影響を及ぼしているという可能性は、十分に考えられるのです。

サルコペニアやロコモ、フレイルを予防・改善する運動プログラム

一般的に、中高年から高齢者向けの運動プログラムは、ウォーキングを中心に有酸素運動が多く取り入れられています。ウォーキングは、肥満や糖尿病をはじめとする生活習慣病の予防・改善に効果的ですし、平均寿命の延伸にも関与することが考えられます。

サルコペニア予防の観点からみるとどうでしょうか。骨格筋は、筋線維という細い筋

細胞が何千本も束になりできていますが、筋線維は大きく分けて「遅筋線維《ちきん》」と「速筋線維」の2種類があります。

脚の骨格筋では、ウォーキングのような運動強度の低い運動では遅筋線維が使われ、速歩やジョギングのようにスピード（運動強度）が上がるにつれて速筋線維の利用が増えていきます。

サルコペニアによる筋萎縮は、遅筋線維よりも速筋線維のほうで起こります。このため、遅筋線維を使うウォーキングのような有酸素運動だけでは、筋萎縮を抑えるには十分ではありません。

そこで、サルコペニアの予防・改善には、歩行と速歩を交互に行うインターバル速歩など、速筋線維を利用する運動プログラムが効果的だと考えられます。サルコペニアはロコモやフレイルの中核を成す病態と考えられるので、ロコモやフレイルに対してもよい効果をもたらすでしょう。

ただし、運動強度を上げることによって、血圧などの循環器系や関節などの運動器系に過度な負担がかかる可能性があります。指導者は、高齢者への運動指導に際しては、特に十分な留意が必要です。また、各自が運動前後に血圧を測定するなどして、体にかかる負担を知っておくことが大切です。

レジスタンス・トレーニングのコツと注意点

筋肉は可塑性に富んだ組織であり、年齢に関係なくトレーニングにより肥大することができます。そこで、サルコペニアやロコモ、フレイルによる筋肉の脆弱性を予防・改善するには、レジスタンス・トレーニング（筋力トレーニング）が効果的です。

国内外の多くの研究結果から、ヒトは高齢でも適切なレジスタンス・トレーニングを実施することによって筋量や筋力を増大することができると考えられています[24]。実際、1999年の調査では、平均年齢87歳という高齢者・超高齢者の集団であっても、レジスタンス・トレーニングによる筋力の増加と筋肥大が確認されています[25]。

重要なのは、トレーニングでかける負荷の強さです。レジスタンス・トレーニングでは、ある程度の負荷を体に与えないと運動の効果は得られません。これを「過負荷の原理」

といいます。

ただし、高齢者を対象とする場合、負荷をかけすぎると各疾患の症状が悪化し、新たに疾患を発症する可能性が高くなります。これを避けるために、まずトレーニングを開始する前に整形外科などを受診し、メディカルチェックを受けることが推奨されています。

高齢者向けの初期運動プログラムの実際

リスク回避の観点から、高齢者向けの初期の運動プログラムで注意すべきいくつかのポイントを覚えておいてください。

まず「漸進性」を念頭において進めていくということです。漸進性とは、その人の筋力の向上に合わせてトレーニングの負荷を重くしていくやり方で、このとき、負荷は徐々に上げていくことが大切です。

また、一つの部位のみを鍛えるのではなく、全身を鍛えるような運動が重要と考える

3つの原理	5つの原則
① 過負荷 ② 特異性 ③ 可逆性	① 全面性 ② 漸進性 ③ 個別性 ④ 反復性 ⑤ 意識性（自覚性）

図8　トレーニングの3つの原理と5つの原則

「全面性」、さらに、各疾患の重症度にも配慮し、個別に弱点を克服する「個別性」への努力も必要です。

そして、何のためにトレーニングを行っているのかの意識を持つように努めるという「意識性（自覚性）」、さらに運動を日常に取り入れて、運動を長期的に継続していく「反復性」も重要です。

一般的なレジスタンス・トレーニングでは、最大筋力の70〜90％もしくは最大反復回数が4〜12回になる重量（負荷）でのトレーニングで効果がみられるとされています。

しかし、高齢者を対象とした現場では、高血圧や関節の病気などをもつことも多く、強度の高い運動はなかなか行えないのが現実です。そこで、トレーニング効果はやや低いものの、最大筋力の60％以下を想定し、自体重や低強度でのレジスタンス・トレーニングがよく行われています。

最近、我々をはじめいくつかの研究機関から、スロー・トレーニングやチューブ・トレーニングなど比較的強度の低いトレーニングでも、筋量増加や筋力アップのトレーニング効果を得る可能性が報告されています。

トレーニングは楽しく行うとともに、疲れをとるために、十分な休息、入浴、マッサージ、睡眠が大切であることはいうまでもありません。

80歳代でロコモ度改善が認められた事例

我々は、東急不動産が運営する自立型シニア住宅で、2015年10月よりロコモ予防・改善を目的とした運動教室を週3～5回行ってきました。運動教室は10～20名程度の規模で、座って行う数種類の運動のほか、下肢筋力の増強を目的とした立位で行うスクワット等の運動を午前中の30分間で実施しています。

そこで、運動は筋量にどのような影響を与えたでしょうか。運動教室を始める前と6

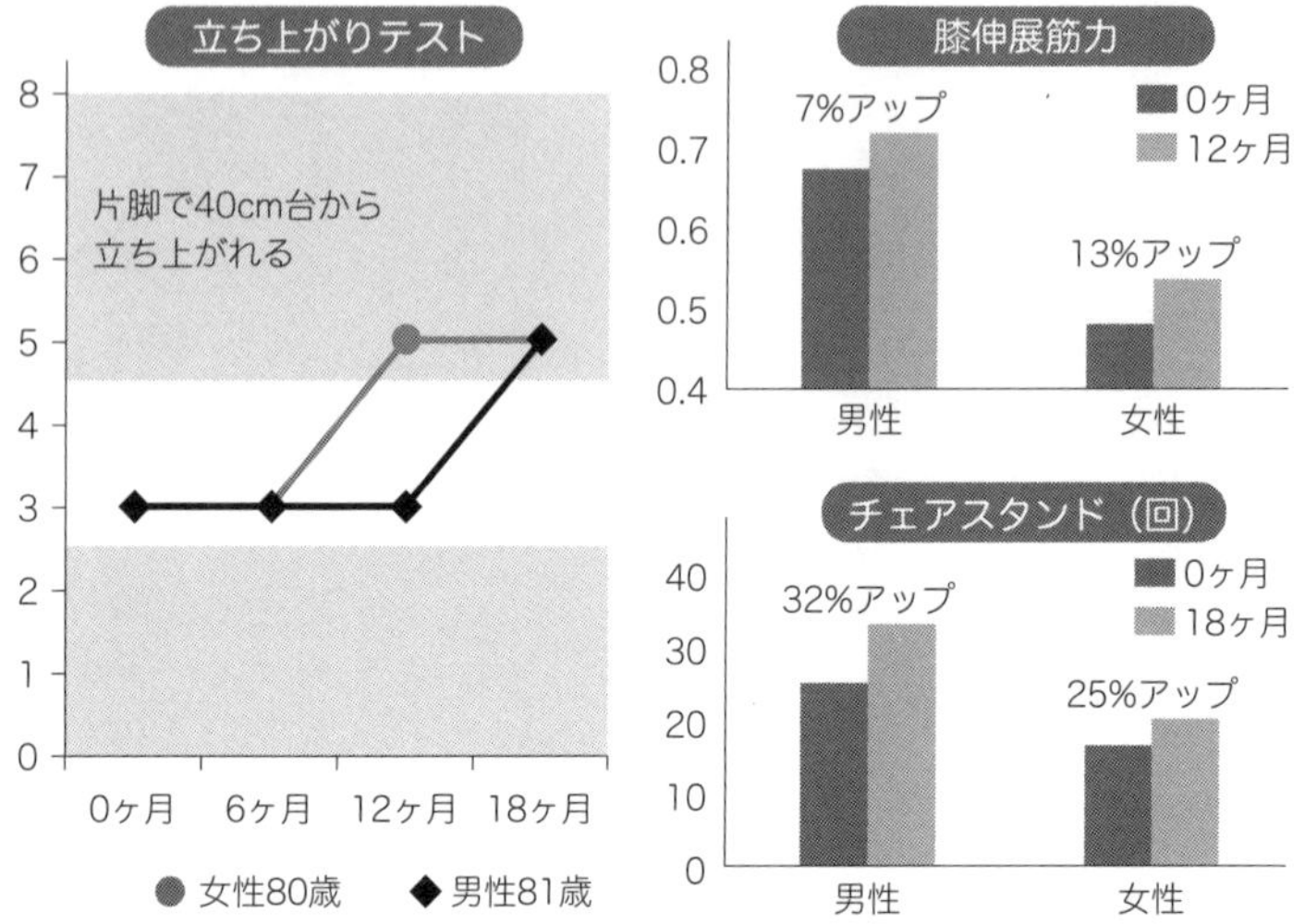

図9　自立型有料老人ホームにおいて80歳代でロコモ度改善が認められた

か月後、12ヶ月後、18ヶ月後に参加者の立ち上がりテスト（ロコモ度テスト）、30秒椅子立ち上がりテスト（CS-30）、膝伸展筋力、骨格筋量（BIA法：生体電気インピーダンス法により算出）を測定したので、その変化を紹介します。

まず、4回すべての測定に参加した8名のうち、2名（81歳と80歳）の立ち上がりテストにおいて結果の改善が認められました。この2人の対象者は、教室参加前には片脚で40㌢の台から立ち上がることができず、ロコモ度1の判定を受けていました。この運動教室に参加し、それぞれ12ヶ月後と18ヶ月後のテストで片脚40センに成功し、非ロコモ（健常）の判定を得ることができました（図9）。さらに、筋機能の指標である膝伸展筋力とCS－30の増加も認められました。一方、骨格筋量には変化は認められませんでした。

一般的に、60歳以上の高齢者では加齢に伴う筋肉量や筋力の低下が著しいことが知られ、老人ホームのようなバリアフリーの環境ではその低下はさらに加速すると考えられます。しかし、この症例のように、ロコモ予防・改善を目的とした運動教室に週3回程度参加することで、80歳代であっても筋機能が向上し、椅子から立ち上がるという生活動作の改善が認められたのです。このことは、ロコモ予防・改善を目的とした下肢筋力強化のための運動教室への参加が、自立型シニア住宅における生活の質（QOL）の向上に貢献するという可能性を示しています。

安全性が高く効果のあるトレーニングとは

高齢者のトレーニングには、転倒のリスクが伴います。そこで、高齢者施設などの現場では、どうしても座った姿勢でのトレーニングが多くなります。立たせてスクワットをするよりも、座って運動した方が安全というわけです。こうした座った姿勢でのトレーニングは、支えなしに立ち上がることができないなどの、下肢の筋力が衰えた方には効果があります。しかし、日ごろから普通に立ち上がって歩ける方にとっては、筋力向上の効果は期待できません。

筋力を高めるトレーニングは、どの年齢、どの状態でもその人の持っている能力をある程度ぎりぎりまで引き出す必要があるのです。とはいえ、重いものを持つとか、強い瞬発力を出すという方法は高齢者には適切ではありません。そこで我々は、まず安全性を担保しながら、その上で筋力をつける効果的なトレーニング法を開発してきました。これをもっと広め、「たとえ90歳を超えても、その人にとって適切なトレーニングを行えば筋力は上がる。筋力が衰えた人も、今からでも間に合う」ということを伝えたいと考えています。

リスクの定量的チェック

特に高齢者のトレーニングは、その方の現在の状態をしっかり把握することから始まります。さきほど述べた「ロコモ度テスト」や、歩く時の速度や歩幅の評価などで、自分の体を支える筋力がどれだけあるか、転倒のリスクがどれだけあるかを調べ、本人にも理解していただきます。その上で、今の体の状態に合わせたプログラムでトレーニングをしていただくことが大切であると考えます。そして、半年または1年ごとにトレーニング効果が出ているかどうかを評価しながら、トレーニングを続けていただくというのが、私たちのスタイルです。

トレーニングもずっと同じ内容で行っていると、体がそれに慣れ、楽になってきます。その場合、軽すぎる運動ではトレーニング効果が期待できなくなるので、少しレベルを上げていく必要があります。また、運動の効果は、最初の数ヶ月は出やすいのですが、そこに無理があると長続きしません。そこで、同じ運動プログラムでも、回数を変えるなどして強弱をつける方が効率よく行えます。疲れたら途中で休む提案をして、無理なくその人に合わせていきます。

こうしたトレーニングを続けるためには、仲間がいて楽しく行うということが重要です。仲間と顔を合わせることを楽しみに教室に通い、同時に筋力や身体機能が改善するというのが、一番よい形でしょう。このようにしてその人に合ったトレーニングを提供していき、トレーニング効果が出るかどうかを評価して、また次につなげていくことが、効率的に継続していく上でポイントになると考えています。

とはいえ高齢期ですから、筋トレをずっとしていればどこまでも筋力がアップするわけではありません。現状の筋力を維持しているだけでも効果が出ているといえ、筋トレの意義はあります。しかし、やる気のある人ほど、数値がよくなっていかないと自信がなくなり、モチベーションが上がらなくなるということがあります。そこで、85歳ぐらいから上の方では少し評価基準を変えるなどし、ご本人のやる気が下がらないようにするための工夫も必要です。

50代から食と運動の習慣を変えていこう

市民向けの運動講座などで測定を行うと、すでに40、50代で「ロコモ度1」という結果の出る方がいます。こうした方に話を聞くと、ずっとデスクワークなどで座る時間が長い生活を送っている場合が多いのです。

2011年にシドニー大学などが行った調査では、世界20か国の座位時間の平均が1日約5時間であったのに対し、日本人は約7時間で世界で最も長いことが判明しています。

今、「座っていることは喫煙と同じくらい体に悪い」ともいわれています。そのままの生活習慣を続けていくと、ほぼ間違いなく筋力が低下していきます。特に女性は元々の筋力が低いため、早めに気付いて生活を変えることが大切です。たとえば、エレベーターやエスカレーターを使わず階段を上り下りするなど、少し意識を変えるだけで筋肉の動かし方が変わってきます。仮に50代でこのように生活習慣を変えていただければ、70代になっても元気でリズミカルな生活が可能になります。

また、一度きちんとトレーニングができていれば、もし病気やケガで体を動かさない期間が生じても、「マッスルメモリー」の考えでいけば、リハビリの効果が早く出るといえます。このことは、ひいては子どもの頃によく体を動かすことが健康と長寿につながるということでもあります。今、子育てや孫育てをしている方にも、知っておいてほしいことです。

一方で、日本人は特に若い女性を中心に痩せ願望が強く、高齢になっても「食べると太ってしまう」という意識の強すぎる方もいます。しかし、筋肉のある体を維持するには、よく動いてしっかり食べることです。もちろん、成長期の子どもではないので、食べるだけで筋肉が付くということはありません。日常生活で「立つ」「歩く」「昇り降り」などで筋肉の動きを意識し、座ったり寝転がったりしている時間を減らしていくとともに、栄養を摂っていくということです。

問題は、たんぱく質の摂り方です。今の筋肉を維持するには体重×1グラムのたんぱく質が必要だとされています。たとえば、体重が60キロの方なら、60グラムのたんぱく質を毎日摂ることです。さらに、今より筋肉を増やそうとしたら、体重1キロに対し1・2〜1・5グラム程度摂ることが必要です。つまり、体重60キロの方であれば、72～90グラムのたんぱく質を摂るといいのです。そのたんぱく質をいつ摂るかも重要です。理想的には、90グラムのたんぱく質を朝30グラム、昼30グラム、夜30グラムと摂ることができれば、一日に3回たんぱく質合成の刺激が入ります。しかし、「朝はパンとコーヒー、昼はラーメン」などの生活ですと、朝と昼にはたんぱく質合成のスイッチはほとんど入りません。夜だけ肉や魚をしっかり食べてたんぱく質合成のスイッチを入れたとしても、その後すぐに寝てしまったら、たんぱく質よりも脂肪が吸収されて太る可能性もあるのです。

高齢者においては、運動をするのは朝から夕方までの時間が中心になると考えられます。そこで、朝と昼にしっかりたんぱく質を摂り、一定強度以上の抵抗運動をすることにより、筋肉合成が促されます。こうした食と運動の両面からの筋肉づくりを日常生活で意識することにより、体は何歳からでも変わっていくと考えられます。

●**町田修一**　順天堂大学大学院スポーツ健康科学研究科教授
●**内藤久士**　順天堂大学大学院スポーツ健康科学研究科教授

2-2

人生100年時代の「ひざ学」
——変形性膝関節症《しつかんせつしょう》対策を中心に

健康寿命をすり減らすADLの低下

「立つ」「歩く」という移動能力が障害され、身体活動性が低下することにより、問題となるのがADL（日常生活動作（activity of daily living））の低下です。ADLは自立した生活の基本となるものであり、健康寿命と平均寿命の差である「介護が必要な期間」を引き起こします。その原因となる疾患の第1位は、かつては脳出血や脳梗塞などの脳血管の病気（脳血管疾患）でしたが、近年では骨や軟骨や神経といった運動器の病気（運動器疾患）となっています（図1）。

高齢者のADL低下の原因になる運動器疾患は、次の3つです。

1 骨粗鬆症に伴う「脆弱《ぜいじゃく》性骨折」(1)（図2）

転んで手をついたときに起こりやすい手首（橈骨《とうこつ》遠位端）や肩関節近くの腕の骨（上

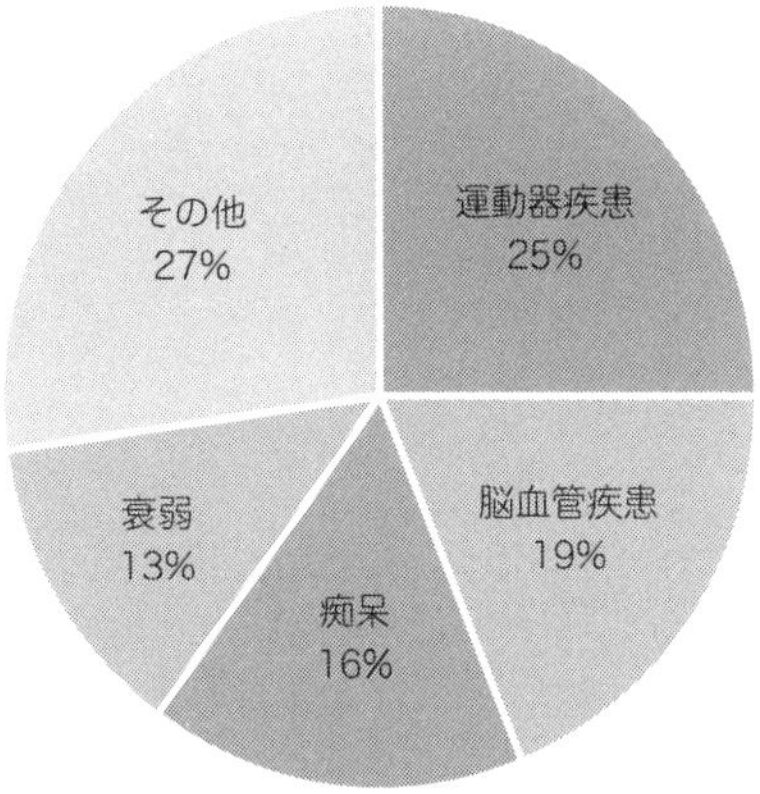

図1　要介護となる原因

（平成25年厚生労働省．国民生活基礎調査．2015.）
（総務省．平成28年推計人口．2017.）

腕骨近位端）の骨折、いつの間にか背中が丸くなる背骨（脊椎）の骨折、転んでしりもちをついたときに起こりやすい太もも（大腿骨近位部）の骨折が、その代表です。

2「変形性膝関節症」「変形性股関節症」

膝関節や股関節の軟骨が摩耗《まもう》（すり減る）することによって発生し、膝《ひざ》痛、腰痛によって歩行障害を招くものです（図3）。

3「変形性脊椎症」

軟骨と似た構成をもつ椎間板という組織が障害される病気です。この疾患に背骨を結びつけている黄色靭帯《じんたい》という組織の肥厚などが加わると、神経が通る管（脊柱管）が狭窄《きょうさく》し、連続して長い時間歩くことがで

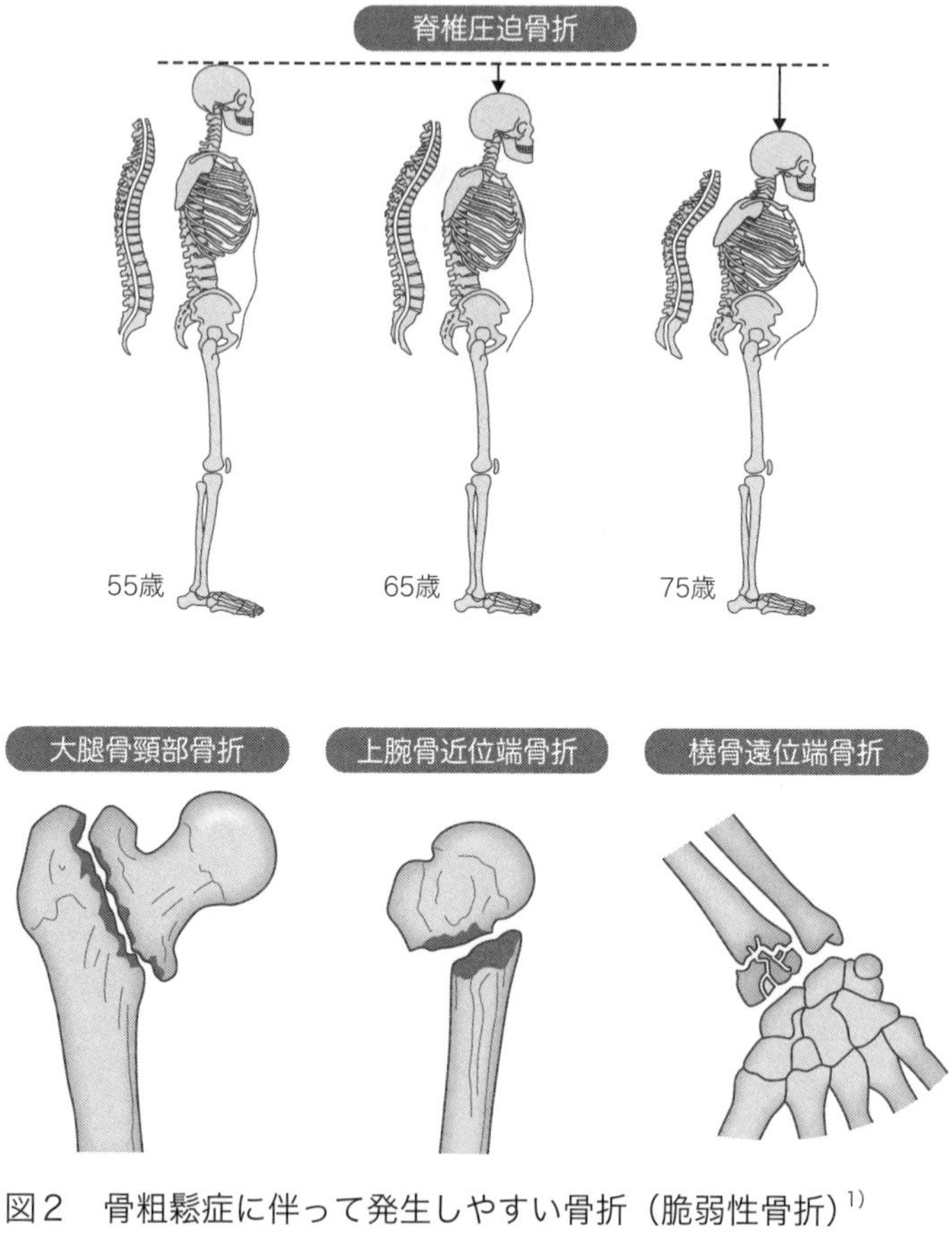

図2　骨粗鬆症に伴って発生しやすい骨折（脆弱性骨折）[1)]

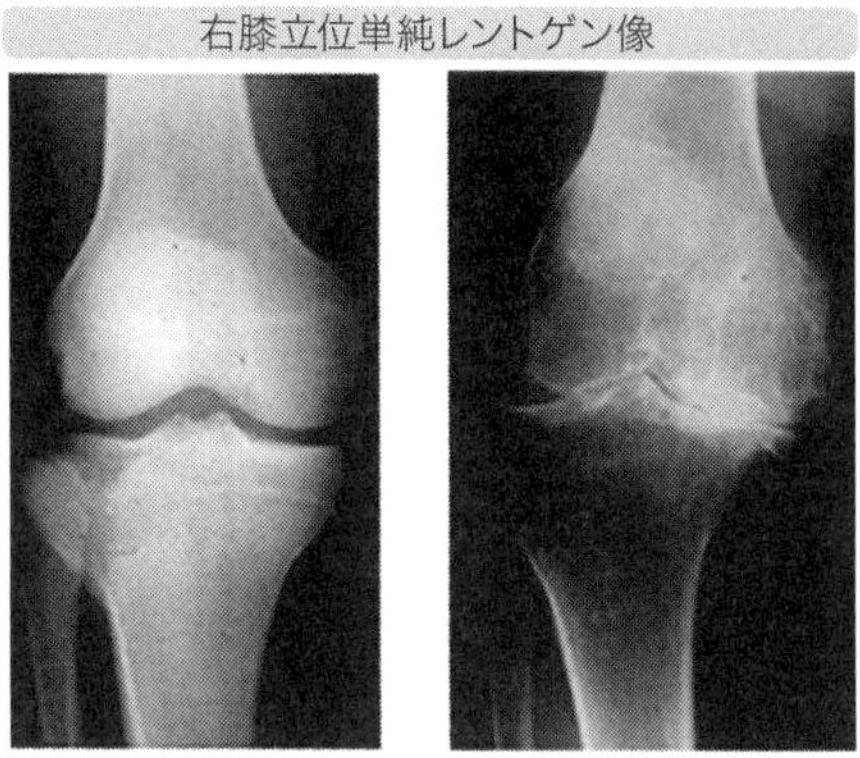

図3　変形性膝関節症

きなくなる「脊柱管狭窄《せきちゅうかんきょうさく》症」を発症します。

骨粗鬆症は、女性ホルモンの減少をきっかけに進行することから、男性に比べて女性に多く、特に女性が閉経を迎える50歳以降に発生数が増加します。近年、わが国で行われた大規模なコホート研究（疫学的調査）では、60歳代女性の2割、70歳代の4割、80歳を迎えると6割以上の女性が骨粗鬆症と診断されるとしています[2]。

変形性膝関節症も、女性のほうが男性よりも多い病気です。50歳を超えると患者数が増加し、60歳代女性の約半数、70歳代女性では7割、そして80歳代女性では約8割が罹患しているとされます。男性でも高齢

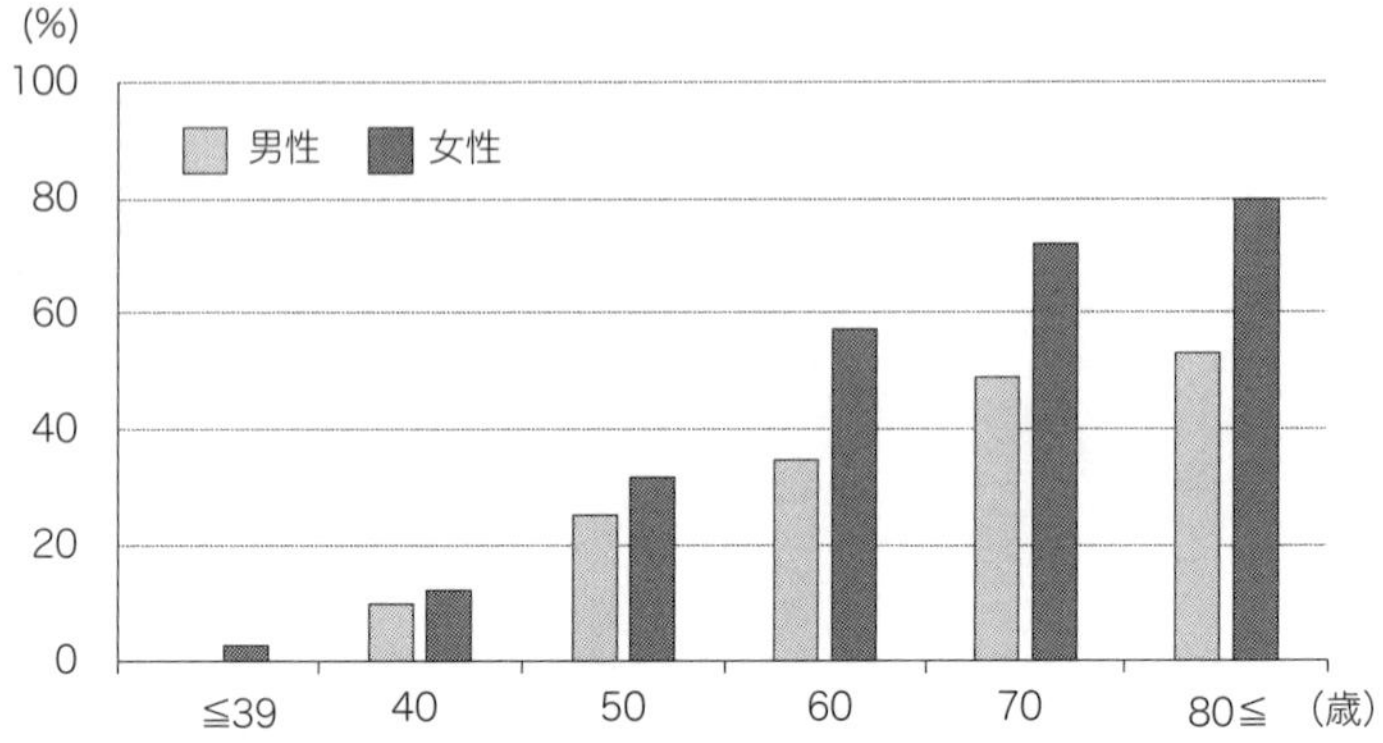

図4　変形性膝関節症の年代別有病率[2)]

化とともに患者数は増え、80歳代では約半数が変形性膝関節症を呈しています（図4）。

一方、腰椎に起こる変形性脊椎症である「変形性腰椎症」は、前者2つとは違い、男性の患者数が女性を上回ります。60歳代男性では約6割、70歳代男性では約7割と推定されています。

この3つの病気のうち、どれか一つを持つ人は、男女合わせると約4700万人にも上ります。また、高齢者になるほど、どれか一つだけでなく、2つまたは、3つのすべて

	合計	男性	女性
いずれか1つ	4,700	2,100	2,600
2つ	2,470	990	1,480
3つすべて	540	110	430

（万人）

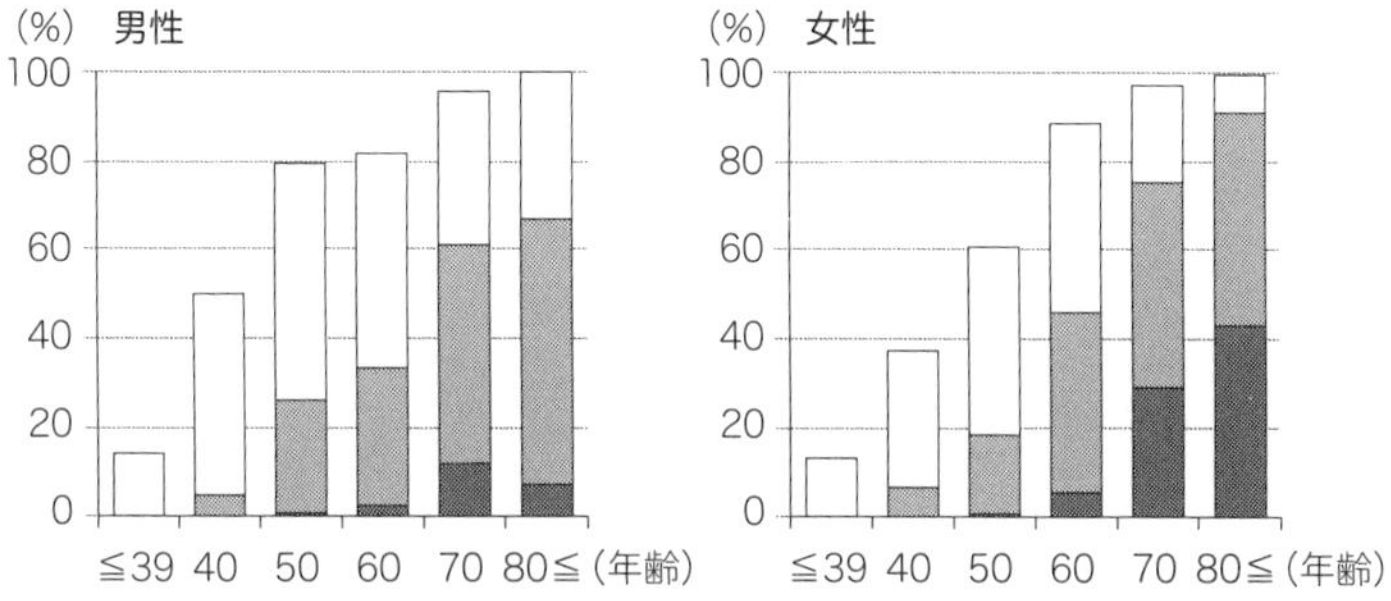

図5　骨粗鬆症、変形性膝関節症、変形性腰椎症の年代別有病率とその合併の割合[2)]

を合併するということも明らかになってきました（図5）。

すでに超高齢社会となったわが国では、70歳以上の総人口に占める割合は2割を超えています。その大部分が、何らかの運動器疾患を患っているということが判明しているのです。長寿化・高齢化は、今後も進行していきますから、「要介護」の状態となる人をできるだけ減らすためにも、運動器疾患には治療だけでなく予防の考え方を導入することが重要です。

そこで、これら運動器疾患をそれ

ぞれ別の病気として治療するだけでなく、横断的に捉えて早期からの対処と予防対策を行うために、運動器の脆弱化を包括的に表す概念として登場したのが、ロコモティブシンドローム（通称ロコモ）という言葉です[3]。その状態について、日本整形外科学会では、「移動機能の低下をきたし、進行すると介護が必要になるリスクが高い状態」としています（図6）。

このロコモのコンセプトのもとで、運動器疾患の予防・早期発見・早期治療、そして外科的治療法の開発や適応について長期にわたり包括的かつ継続的に取り組んでいくことが重要です。

中高年者の歩行障害を招く「変形性膝関節症」

変形性膝関節症は、ロコモの原因疾患の中でも、患者さんが最も多い病気です。

ひざの関節軟骨が変性し、摩耗するだけでなく、軟骨下骨や半月板、そして滑膜など関節内の構造物にも変形をきたします[7]（図7）。

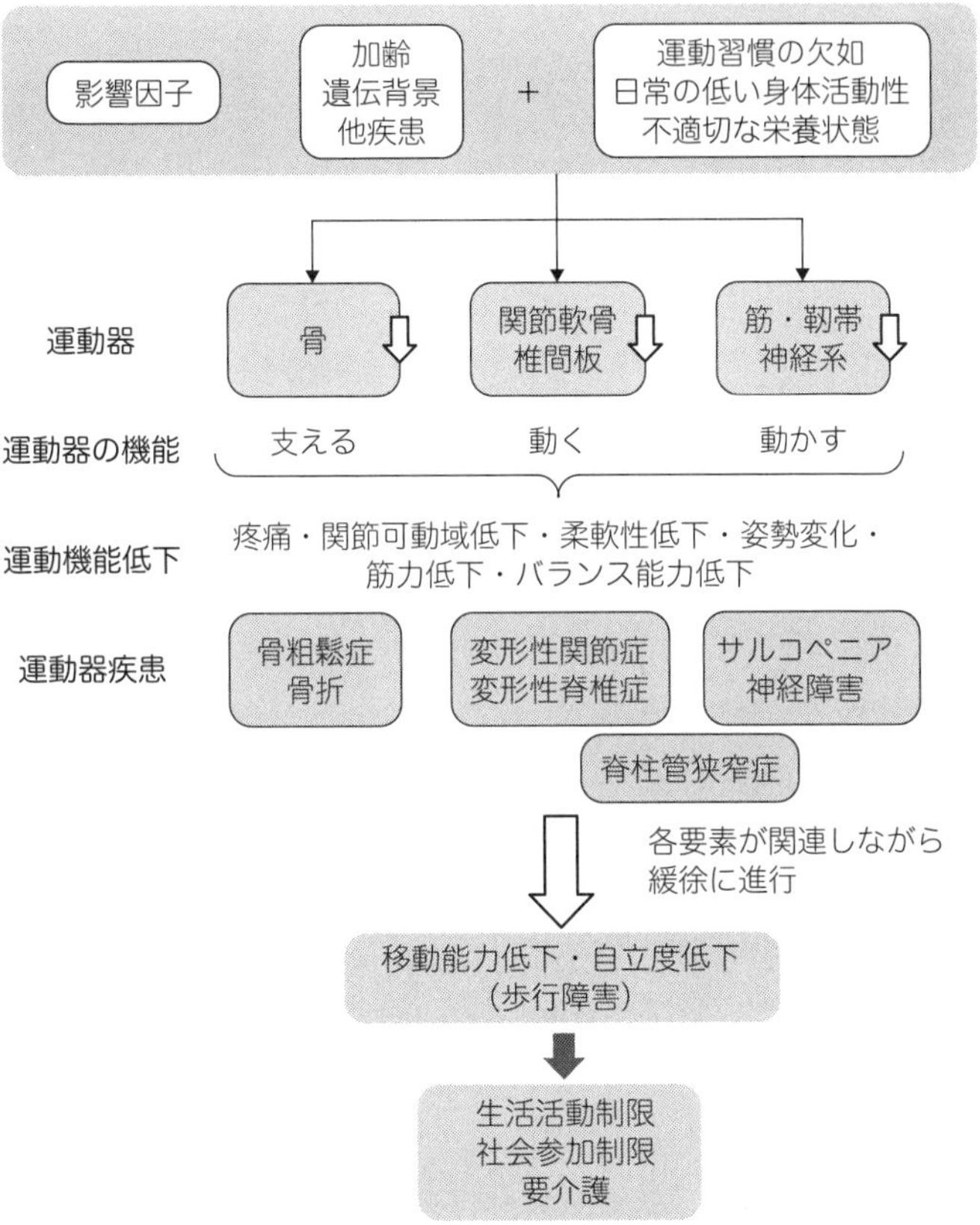

図6　ロコモティブシンドロームの概念図

(石橋英明. ロコモティブシンドローム. 日本骨粗鬆症学会雑誌　2018; 4: 15-18.)
より筆者改変

変形	O 脚変形
痛み	● 歩行時痛（階段昇降時）特に、動き出しで痛む ● 安静時痛や夜間痛は少ない ● 屈伸（曲げ伸ばし）で痛む
可動域制限	正座困難
歩行障害	歩行速度低下 ⇒迷惑をかけたくない ⇒友人と一緒に旅行に行かなくなる ⇒引きこもり
➡「移動」能力の低下・日常生活動作の障害	

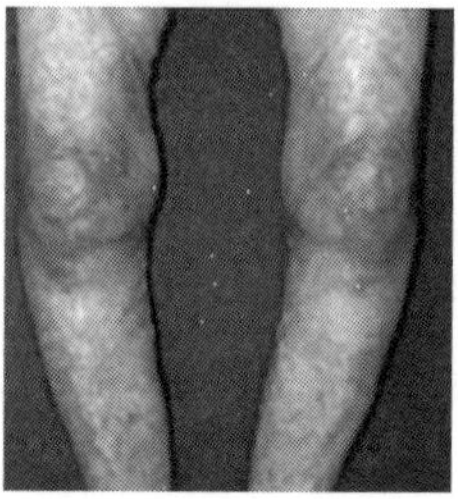

図7　変形性膝関節症の臨床的特徴[4]

患者さんにとって、もっともつらい症状は歩行時の痛みです。特に、症状の初期に起きやすいのは、階段を「降りる」ときの痛みです。また、ひざに腫れが起こるため、関節をまっすぐ伸ばしたときと曲げたときの痛みもよく見られます。

ひざが伸ばしにくいので歩く速度が遅くなり、また、曲げられないので正座ができません。関節の炎症と滑膜《かつまく》肥厚、骨棘《こっきょく》形成、筋萎縮などが起こり、関節の腫大として自覚されます。また、関節軟骨の摩耗と軟骨下骨の陥没は、多くの場合ひざの内側に起こるため、下肢の内反変形（O脚）が進みます[7]（図7）。

病気が進むにつれて痛みは強く頻繁になり、

歩行速度はしだいに遅くなり、ついには歩けなくなります。このように、変形性膝関節症になると、痛みのために「立つ」「歩く」「座る」「昇り降り」などの移動ができなくなっていき、ADLが著しく低下していきます。

変形性膝関節症は、内科系の慢性病にも影響する

厚生労働省「健康日本21（第2次）」では、高齢者の健康のために

①ロコモティブシンドロームの認知度の向上

②足腰に痛みのある高齢者を減らす

という具体的な課題が掲げられています。

ここでいう足腰の痛みの「足の痛み」の大部分は「ひざの痛み」であり、その原因の大部分は変形性膝関節症によるものです。

現在、世界各国で使用される変形性膝関節症に関する診療ガイドラインは、どの国でも痛みに対する効果のエビデンスに基づいて作成されています。薬物療法だけでなく、

外科的治療法に対するエビデンスも同じで、「変形性膝関節症の治療対象は歩行時の痛みであり、一般的には痛みのない変形性膝関節症は治療対象とはならない」というのが、世界的なコンセンサスとなっています。

しかし、最近では、変形性膝関節症が他の疾患に与える影響についての関心も、高まってきました。変形性関節症に特化した唯一の国際学会である「国際変形性関節症学会Osteoarthritis Research Society International（OARSI）」は、２０１６年にＦＤＡ（米国食品医薬品局）に“Osteoarthritis: A serious diseases”（「変形性関節症という深刻な病気」）という白書を提出しています。[5]

変形性膝関節症が、痛みだけでなく中高年者の健康維持を妨げる要因になっていることを示すエビデンスは、わが国でも世界各国でも数多く報告されてきています。

たとえば、変形性膝関節症と高血圧や糖尿病、うつ、そしてメタボリックシンドロームなどとの密接な関連です。[6] これはおそらく、体を動かさなくなることと密接にかかわっていると推定されます。[7~9] そこで欧米では「深刻な病気」として、日本では「ロコモ」として、不活動性を通じて生活習慣病や悪性腫瘍などの発生にも影響を与えうる疾患として変形性膝関節症を捉え、その早期からの予防と治療により積極的に取り組むための仕組みづくりが行われているのです。

変形性膝関節症の治療目標

このように、変形性膝関節症では、「立つ」「歩く」「座る」など移動時のひざの痛みを生じるため、だんだんと体を動かさなくなり、その結果として下肢を中心に筋力が低下し、結果としてADLが制限されると考えられてきました。

そこで、まず治療では、「移動時のひざの痛み」を改善することに重きが置かれてきました[10]（図8）。しかし、これまで述べたように、「不活動性を招く原因としての変形性膝関節症」を考えた場合、歩行時の痛みだけを治療の指標として捉えることで十分なのでしょうか？

なぜなら、変形性膝関節症の痛みは動作時に発生するため、患者が高齢になるほど動作時痛が起きない程度の生活を許容するようになります。または、動作時の痛みが発生

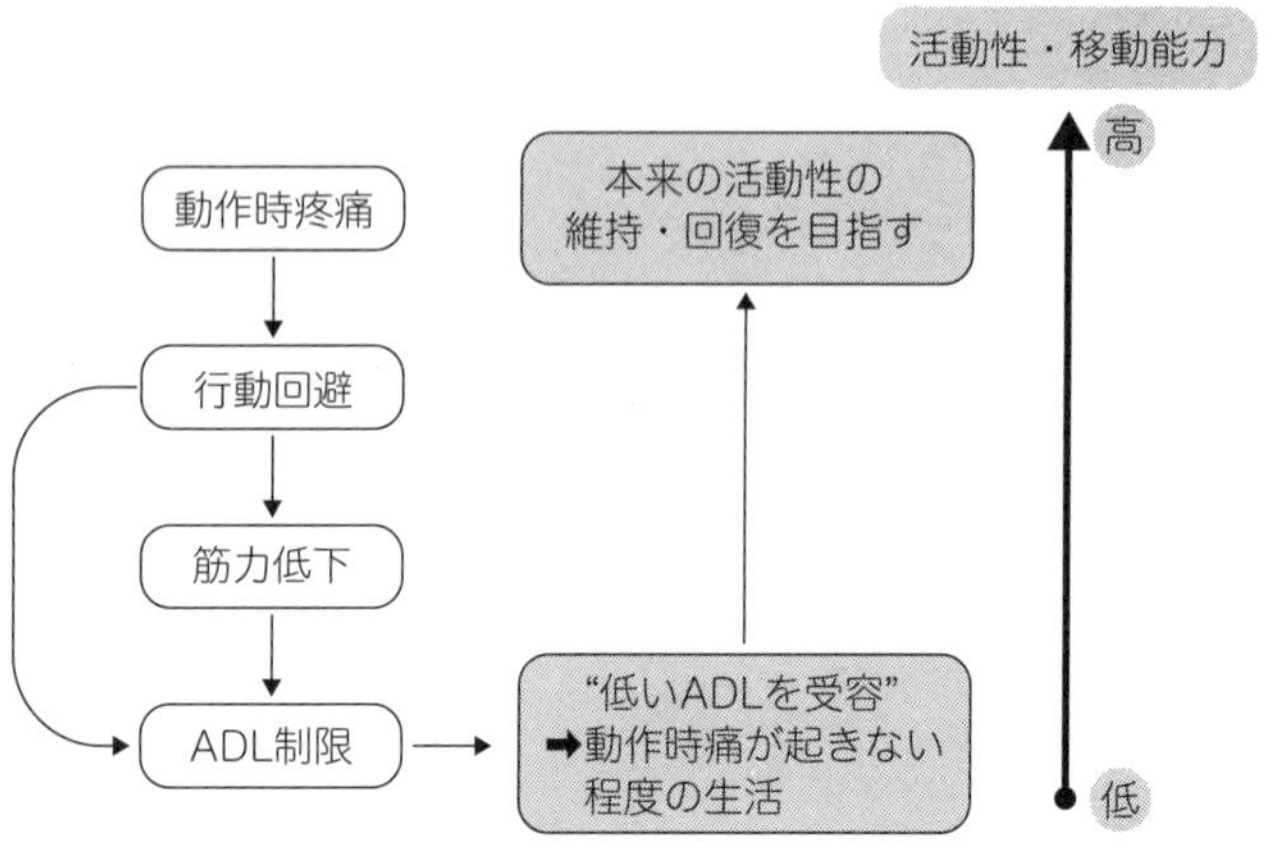

図８　変形性膝関節症に伴う行動変容と今後の治療目標[10)]

しないよう、罹患したひざに荷重がかからないように、足を引きずるなどの跛行《はこう》（異常歩行）になっていきます。その結果、ＡＤＬが低い状態を受け入れ、動かない生活になっていきます。

受診時に患者さんに痛みの程度を尋ねると「痛みはありません」とか「痛みは少なくなりました」という方がいますが、実際には、痛みが出ないよう体を動かない生活をしているだけにすぎません。患者さんにとっては本来の活動性は維持されず、決して、改善したとはいえないのです（図８）。

このことは、運動療法が初期から進

行期、末期までどの重症度の変形性股関節症にも有効であることからも説明できます[4]。

運動療法により、関節軟骨が再生されるわけでも、O脚がよくなるわけでもありません。それでも症状が改善されるのは、身体活動性が低下しているために筋が萎縮し、ひざの安定性が低下したままになっていたのが、運動療法により筋力が改善されたからだと見ることができます。

ひざの痛みの出現には腰痛が影響し、腰痛の出現にはひざの痛みが影響していることも明らかになっています[11]。

このことは、動作時の痛みが起こらないようにADLが低い状態で生活することにより、他の関節に負荷がかかりすぎ、膝痛や腰痛が発生しているのだと予測されるのです。

これまで、変形性膝関節症では、痛みの度合いと単純X線検査の結果には関連性は低いと考えられてきました。しかし近年、MRIを用いた病態解析が進み、変形性膝関節症の痛みと病態はこれまで考えられてきたよりもはるかに関連性が高いことが明らかとなってきました（図9）。

そして変形性膝関節症では、痛みを感じるようになった時点で、単に関節軟骨が摩耗

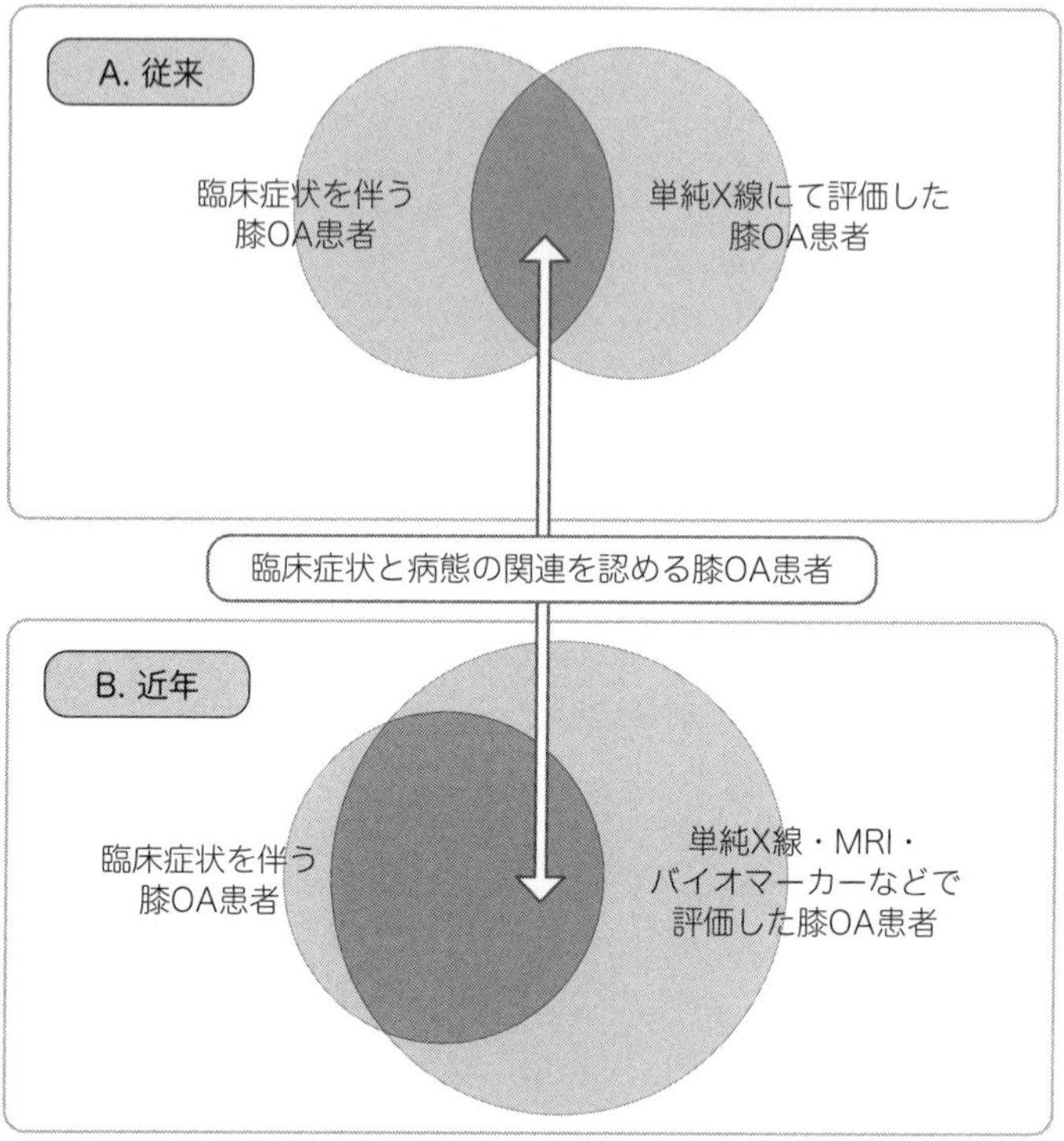

図9　変形性膝関節症の臨床症状と病態の関連についての変遷[10)]

A：従来は単純X線のみを用いて評価していたため臨床症状と病態の関連性は高くないと考えられてきた。

B：近年、単純X線に加えMRIやバイオマーカーなどを用いた病態の評価が進み，臨床症状と病態が関連する部分が増している。

していているだけでなく、半月板や軟骨下骨そして滑膜にも多くの変形や変化をきたしていることがわかってきたのです。[12]

このことは、ひざの痛みがあって変形性膝関節症を発症した段階で軟骨への治療だけを行っても、すべてが解決することはないことを示しています。少なくとも、強い痛みが続いている場合やADL低下が回復できない場合には、糖尿病やメタボリックシンドロームを悪化させない点からも、外科的治療の選択が最適な方法であるという認識も重要でしょう。

変形性膝関節症に対する外科的治療法の進歩

変形性膝関節症に対する外科的治療法として、よく知られているのは「人工膝関節全置換術（TKA）」です。いまだに、他に選択肢がない場合の最後の手段であり、術後も痛みが残ることが多いといった誤解もありますが、近年のTKAの術後成績は安定しています。[13] 進行期、または末期の変形性膝関節症に対する人工膝関節置換術は、わが国

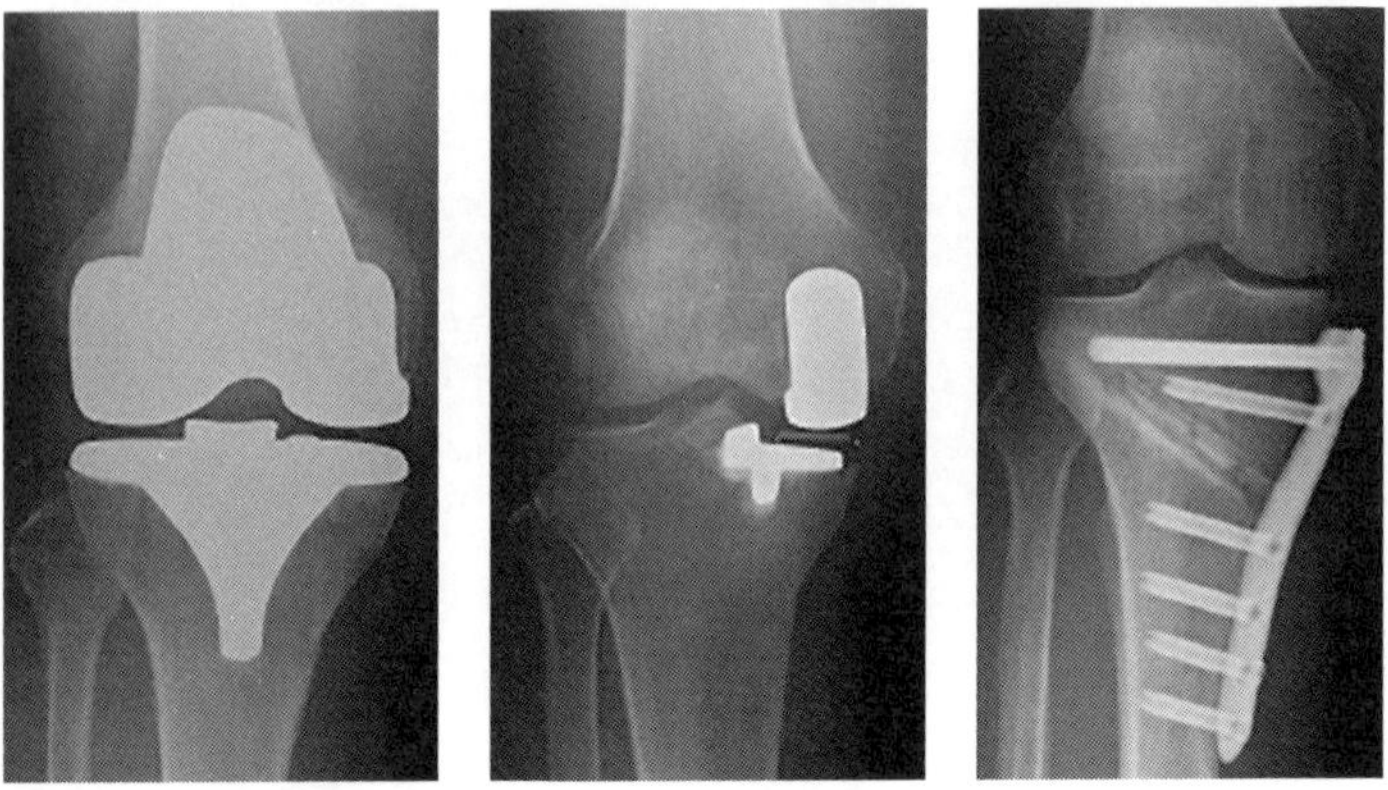

図10　変形性膝関節症の外科的治療法[4)]

では年間10万件近くなり、世界的には年間150万件に及びます。

また、「人工膝関節単顆《たんか》置換術（UKA）」や「高位脛骨骨切り術（HTO）」といった治療法も、適応を絞ることで、TKAと同様にADLを改善できる優れた成績が示されています（図10）。

　ロコモのコンセプトのもとで変形性膝関節症を考えるなら、痛みだけでなくADL低下を適切に評価することが重要です。そして、運動療法を中心に保存療法を重症度の高い患者さんにも続けること。また、痛みだけに囚われずADLの十分な回復が認められないと判断したときには、適切な外科的治療法を行うことで、本来の活動性を取り戻し、ADLを早期に回復させることが重要となります。

その上で、組織再生を含めた次世代の変形性膝関節症の治療法の開発と実践が展開できる環境を整えることも重要でしょう。そのために、まずは変形性膝関節症の病態について、特に発症前の早期の病態をさらに解明することが必要です。

変形性膝関節症の治療は発病前から始まる

年齢とともに運動機能が低下することは誰もが知っており、ほとんどの人はそれを受容しています。ではなぜ、加齢とともに運動機能は低下するのでしょうか。またその原因は、本当に加齢であって他に原因はないのでしょうか?

高齢者の死亡原因として、心血管疾患、糖尿病、がんを含む多くの慢性疾患の発症・進行がありますが、身体活動性の低下はこれらの慢性疾患のリスク因子であることが明らかです。

中高年者の変形性膝関節症患者の身体活動性を検討した研究は、過去に多く行われています。しかし、その結果についてはー定のコンセンサスを得られていません。身体活動量について主観的指標で評価を行った研究では、変形性膝関節症患者では痛みが身体活動を低下させていて、このため健康成人に比べて身体活動量が低いという報告が比較的多くあります。[14〜16]

その一方で、身体活動量を「身体活動の強さ」×「行った時間」の合計で実際に測定した研究では、変形性膝関節症患者の身体活動量が一般集団より低いという結果が示されているわけではなかったのです。

近年、大規模な疫学調査によるデータを用いて、痛みなどの自覚症状のある変形性膝関節症患者の身体活動量は、症状のない一般集団よりも低いのかを検証した研究が報告されました。[17]

それによれば、「中高強度身体活動（MVPA）：3メッツ以上の強さの運動」に関しては、症状のある変形性膝関節症患者群も一般集団もどちらも低く、年齢とともに減少していました。また、女性は男性に比べてMVPA時間が短かったのですが、男女と

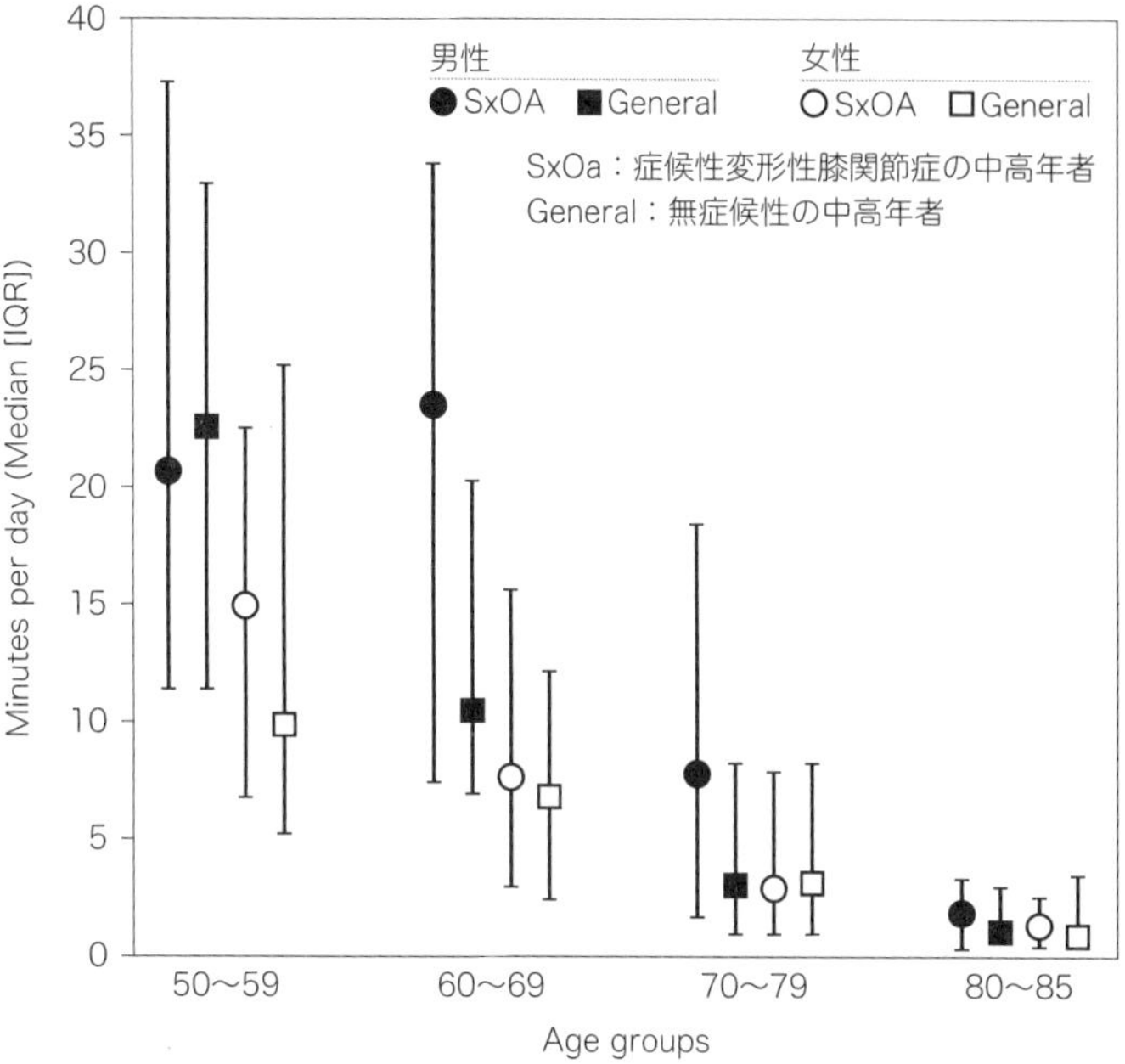

図11　症候性変形性膝関節症の中高年者と無症候性の中高年者の中～高強度の身体活動（MVPA）時間の比較[17)]

も両群の間に差はありませんでした（図11）。

この結果について、研究報告では「身体活動量の増強に対して有効な介入を行うことが、変形性膝関節症患者だけでなく、高齢者全体に重要であることが示唆された」と考察しています。

もちろん、これは重要な考察です。なぜなら、前にも述べたように身体活動量の低下は心血管疾患、糖尿病、がんなど多くの慢性疾患の発症や進行と関連しており、高齢者の寿命に影響を与えるからです[18]。

しかし、私はこの研究の結果が示す最も重要なメッセージは、別にあるのではないかと考えます。つまり、冒頭に述べたように、高齢者の多くの人が変形性膝関節症を患っており、その数は80歳以上の女性では80％以上となります。ということは、この研究の対照群である「症状のない一般集団」というのも、ひざの痛みがなく病院を受診していないため診断はついていませんが、ほとんどの人が形態学的には変形性膝関節症になっていると推定することができるのです。

このことを考慮して研究の結果を解釈すれば、次のようにいうことができます。「症状のない対照群の人々も、痛みの症状を自覚する変形性膝関節症患者と同じように身体活動性が低かったのは、痛みを自覚しない変形性膝関節症がその影響因子であった可能性を示唆しているのではないか」

私たちは、順天堂大学「スポートロジーセンター・文京ヘルススタディー」として高齢者住民コホート1600名を対象に、「膝痛がなくても高齢者に認められる変形性膝関節症は、運動機能や移動能力低下と関連し、ADLと認知機能低下とも関連する」という仮説の検証を行っています。

中間データの解析では、約80%が変形性膝関節症を呈していたものの、「歩行時のひざの痛みは強くない（疼痛の程度はVAS（視覚的評価スケール）で100のうち10程度）」と回答していました。

そこで、この集団のうち約10%の進行期にある変形性膝関節症と、その他大多数の90%の初期変形性膝関節症との間で、年齢と性別を調整の上で歩行速度と握力を比較すると、進行期では初期に比べ歩行速度と握力が有意に低いという結果が出ました。

このことは、高齢者の運動機能や「立つ」「歩く」「座る」などの移動機能、そして身体活動性は、加齢による影響だけでなく、それ以上に変形性膝関節症に伴う変化が影響しているという可能性を示唆するのです。

変形性膝関節症が徐々に進むにつれ、高齢者は痛みを感じないような歩き方や移動のしかたを行うようになります。

そうした「低いADLを受容する」という状態を、私たちは「加齢とともに移動機能

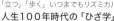

は低下する」と解釈してきたのではないでしょうか。

これまで、痛みのない変形性膝関節症は治療対象にはならないと考えられてきました。

しかし、ロコモのコンセプトのもと、人生100年時代の運動器の健康を維持するための変形性膝関節症の治療を考えるなら、痛みのみを指標にすることでは不十分です。

まず、病態解明を行うこと。そして「痛みに対応すればよい」といった既成概念の壁を越えるための努力も、また重要になってきます。

歩行速度の低下と変形性膝関節症性の病態

高齢者の身体活動性を評価する指標として、よく使われるのは「歩行速度」です。これは信頼に足るデータを持つ指標であり、たとえば3万4485人を対象とした9つの臨床試験を集約したメタ解析の結果から、「歩行速度」は高齢者の生存率と関連することが示されています。[19]（図12）。

しかし、変形性膝関節症における歩行速度の低下と関連する病態は、まだ明らかでは

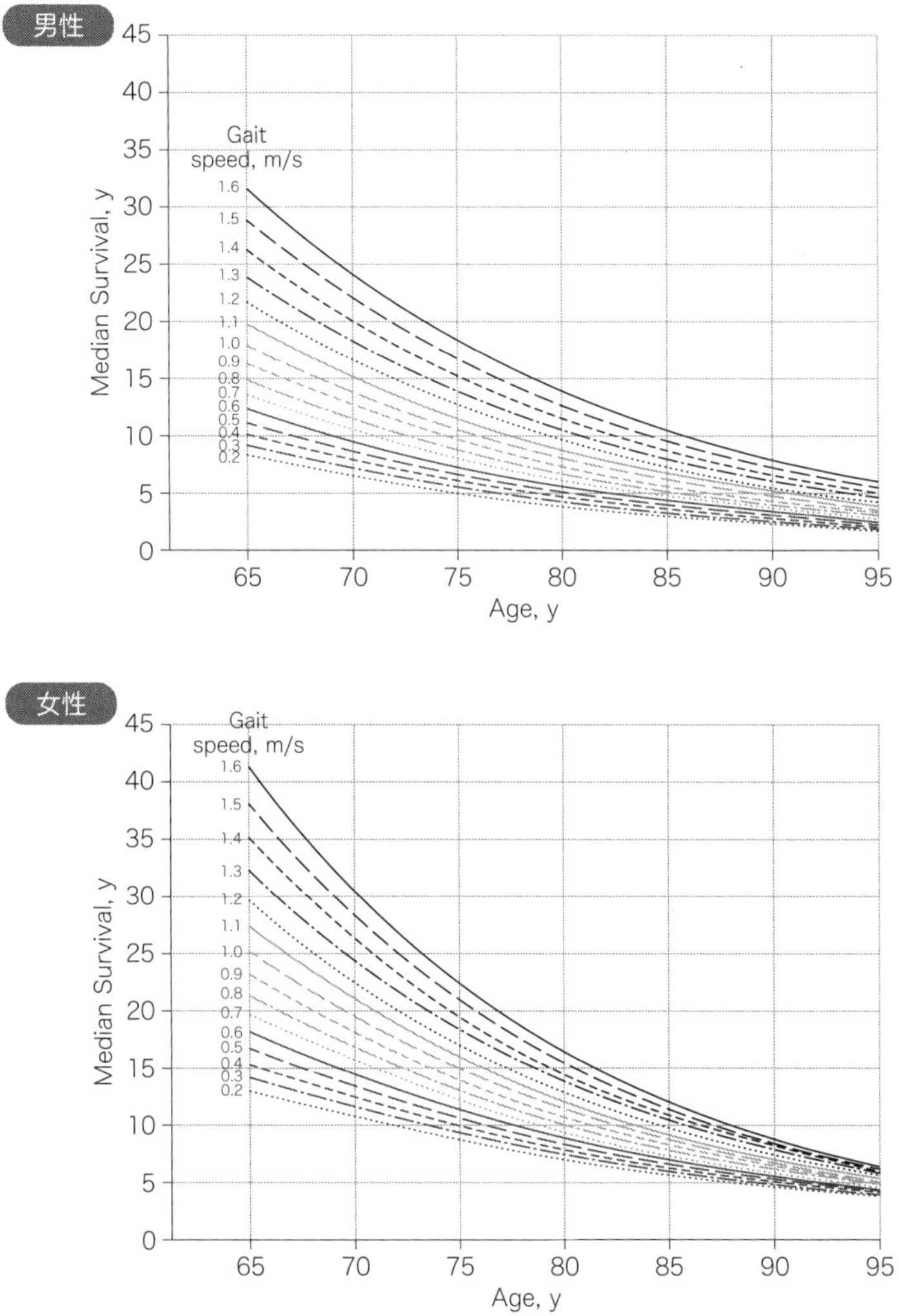

図12　年齢別及び歩行速度別平均余命の予測値[19)]

ありません。そこで私たちは、変形性膝関節症の歩行速度低下と関連する病態として、半月板の位置異常の関与の可能性を検討しました。近年、半月板については、従来の「損傷」に加え「位置異常」が極めて重要な役割を担っているという可能性が示唆されています。

そこで、日本人に多い、ひざの内側に変形が起こる「内側型変形性膝関節症」の患者さん82名（女性65％、平均69・6歳）を対象に、30メートル歩いたときの歩行速度を測定し、症状が強い側のひざ関節に単純X線とＭＲＩによる検査を行って、歩行速度とひざ関節の形態学的変化との関連を調べました。

平均歩行速度は毎秒0・76メートルであり、歩行速度と関連する変形性膝関節症性の病変は、軟骨病変と内側半月板の位置異常でした。中でも、内側半月板の位置異常との関連が、最も強いことがわかりました。

歩行速度と内側半月板位置異常との関連のメカニズムとしては、ひざの内側の半月板に位置異常が発生すると、半月板損傷に対する切除術を行ったときと同様に、荷重時の衝撃吸収や荷重分散能が障害されます。そして膝内側コンパートメントの圧負荷上昇をきたし、軟骨や軟骨下骨の損傷の原因となり痛みを引き起こします。結果として、この痛みを回避するよう歩く速度が遅くなると考えられます。

さらに、内側半月板位置異常と関連する病態について調べたところ、脛骨《けいこつ》内側の関節面の「骨棘《こっきょく》」が、内側半月板位置異常に最も関連するということがわかりました[22]。骨棘とは関節辺縁の滑膜が軟骨になり、さらに骨化してトゲのようになるものです。これまで、骨棘は臨床的にはあまり意味はない（進行や治療に特に影響を及ぼさない）と考えられてきましたが、実は変形性膝関節症性の早期から作られ、軟骨摩耗より多く見られることがわかりました[23]。近年の研究により、骨棘が形成されることで内側半月板の位置異常を招き、痛みや歩行速度低下が生じると考えられます。そうであれば、変形性膝関節症の早期対策では、骨棘の形成を抑えることが鍵となる可能性も高いといえるのです。

軟骨摩耗のメカニズム

では、変形性膝関節症のもっとも中心的な病態とされてきた関節軟骨の摩耗は、どのようにして起こるのか。その機序について、実は国内外のあらゆる医学教科書にもはっきりした記載は見当たらず、十分に解明されてはいませんでした。近年、この機序について、これまでの常識を覆す可能性を示唆するエビデンスが報告されてきています。

米国で行われたコホートにおける１３６５人（平均年齢62・1歳）を対象とした研究では、対象者の6割は初期の変形性膝関節症もない状態でした。登録時のMRI検査で、関節軟骨病変以外の変形性膝関節症の病態のうち、骨髄異常陰影・半月板病変・半月板位置異常のいずれか1つ以上が存在していた場合、30ヶ月後のMRI検査で関節軟骨の摩耗が進行するリスクは明らかに高かったのです(24)（表1）。

また、登録時のMRI検査で軟骨摩耗がないか、またはわずかであった人ほど、この3つの病変の存在による30ヶ月後の軟骨摩耗のリスクは高くなりました。

このことは、半月板位置異常や半月板損傷、軟骨下骨病変などがあることで関節軟骨

表1　MRI上の軟骨摩耗以外の病変の有無における30ヶ月後の軟骨摩耗増悪《ぞうあく》のリスク[24)]

30か月後の軟骨摩耗度増悪のオッズ比	軟骨摩耗度（登録時グレード）						
	全	0/1	2	3	4	5	6
+他病変：0	1.0	1	1	1	1	1	1
：1	2.53*	2.46*	1.45	3.60*	1.43	3.54	1.95
：2	4.32*	3.70*	3.62*	4.86*	2.25*	1.47	2.47
：3	5.30*	3.59	1.03	4.73	3.75	16.29	2.57
p for trend	＜0.0001*	＜0.0001*	0.0004*	0.0011*	0.0152*	0.18	0.08

＊p＜0.05.
他病変：(1) 骨髄異常陰影（BML）(2) 半月板病変　(3) 半月板逸脱（MME）
対象：変形性膝関節症を認めないもしくは初期変形性膝関節症を呈する集団1,365名
解析：上記の他病変が登録時（0か月）存在しない場合に比較して、1つ以上存在した場合、30か月後に軟骨摩耗が増悪しているリスクをオッズ比にて表示。オッズ比が高いほど増悪リスクが高いことを示している

の摩耗は進むということであり、関節軟骨への力学的負荷を和らげる機能が低下することにより、関節軟骨の摩耗が起こるということを示します。

これは、今まで考えられてきた変形性膝関節症の進行する過程とは異なっています。これまで予想されたこともない機序が変形性膝関節症の真の病態である可能性が高くなっているといえるでしょう。

こうした、いわば「不都合な真実」を「新たな時代に知るべき事実」として受け入れ、そのうえで変形性膝関節症の疾患修飾型治療法（疾患の発症を

抑制したり、進行を遅らせたり、また、改善させたりする作用をもった治療法）の確立という重要な課題に向けた一歩を、正しい方向に踏み出していくことが大切です。

人生100年時代のロコモ対策の視点から変形性膝関節症研究に求められること

これからやってくる「人生100年時代」は、戦後の高度成長を支えた右肩上がりの時代とは異なります。医療も、限りある資源をもとに常に費用対効果を考え進んでいかねばなりません。

100年という期間、すべての臓器をできるだけ機能不全に陥らせないよう保つために、我々に必要な知恵は何でしょうか。受け入れるべきことは受け入れ、将来的に高率に発生し得るリスクを回避する、もしくは増悪させないというコンセプトのもと、機能低下をできるだけ防ぎ、維持して生きていくことが求められます。

変形性膝関節症をできるだけ早く発見することは、超高齢化のすすむ日本で高齢者のほとんどの人がこの病気にかかる現状を考えると、大変重要であることは間違いありません。実際のところ、高齢者の大部分が変形性膝関節症になるならば、それは老化現象の一つともいえ、そのすべてを治療対象とすることは現実的ではありません。

それでは、早期変形性膝関節症の病態がはっきりしたとして、治療対象となる指標は何か、その根拠は何かなどが、近いうちに明らかになるでしょう。

胃がんや大腸がんなどは、今でこそ早期発見・早期治療が確立されていますがここに至る過程には多くの困難が立ちはだかったと聞きます。高齢者の運動機能の維持についても、真の意味で可能とするには、既成事実に捉われることなく、変形性膝関節症の早期の病態に沿った対策や治療を行うことが重要です。

そのために医師である我々研究者は、変形性膝関節症の早期の病態の解明、つまり「関節軟骨がどのような機序で摩耗するのか」の機序をより一層明らかにすることが、まず解決すべき課題の第一歩です。

また、そうして明らかになっていく新たなエビデンスを積極的に治療や予防に取り入れつつ、リズミカルに「立つ」、「歩く」ことをあきらめないことが、いつまでも若々しく生きる秘訣であると考えます。

●石島旨章　順天堂大学大学院 医学研究科　整形外科・運動器医学／スポートロジーセンター／運動器・腫瘍性疾患病態学 教授

2-3

本当に怖い「転倒リスク」

――ころばないための学問

高齢者の「動く」自由を支えながら転倒を防ぐには

転倒とは、なんらかの原因によって姿勢を保つことができず、自分の意思に反して足底以外の体の一部が地面または床面につくことをいいます。

加齢変化によって下肢の筋力が低下してくると、歩行時に重心がコントロールできず、体が左右にゆれるようになります。股関節や膝関節、足関節の可動域が狭まり、背中も丸くなると、視線は下がり、腕の振りは小さくなり、足が上がらず、すり足となり、つまずきやすくなります。

また、視覚や平衡感覚などの感覚受容器の機能低下により、ちょっとした段差や障害物に気がつきにくくなり、さらに、外部からの刺激に対する反応が遅れるために、いったんバランスを崩すと姿勢を元に戻すことができなくなり、転倒につながるのです。

高齢者の事故の8割は「転倒」

東京都消防庁防災部防災安全課「救急搬送データからみた日常生活の事故[1]」によると、平成29年に東京消防庁管内において、日常生活事故で救急搬送された高齢者は76,889人に上り、そのうち、転倒は55,614人(82.3%)と最も多く、約8割を占めていました。転倒は、道路14,307人(25.7%)で多く発生していました。住宅等居住施設での発生場所は、段差、廊下、階段、玄関で多くみられました。

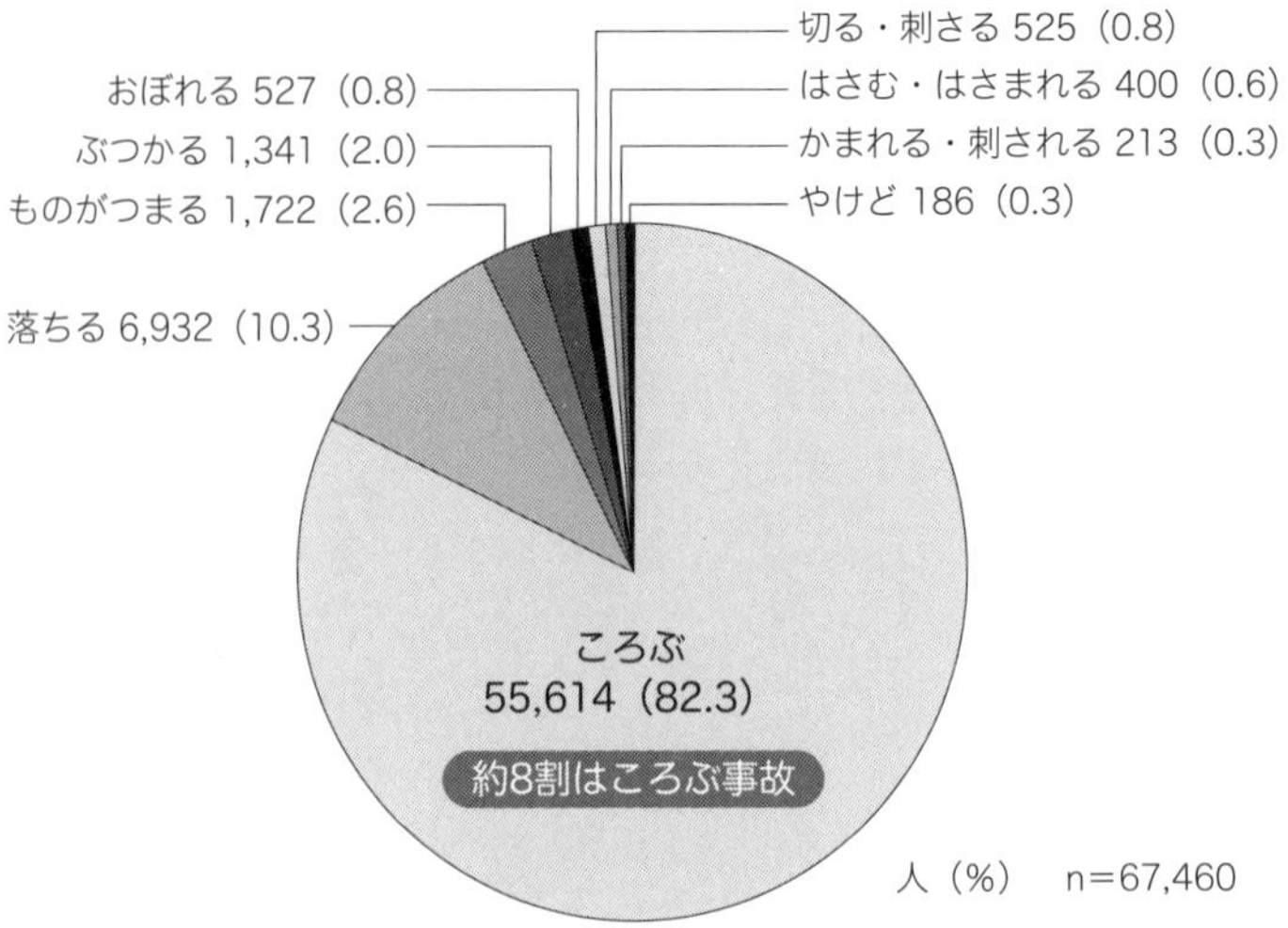

図1　高齢者の事故の種類別構成割合[1]

「転倒」は要介護の原因であり、「不慮の事故」による死因のトップである

「平成29年度版高齢社会白書」[2]によると、65歳以上の要介護者等について、介護が必要になった主な原因は、「脳血管疾患（脳卒中）」が17.2%と最も多く、次いで、「認知症」16.4%、「高齢による衰弱」13.9%、「骨折・転倒」12.2%でした。

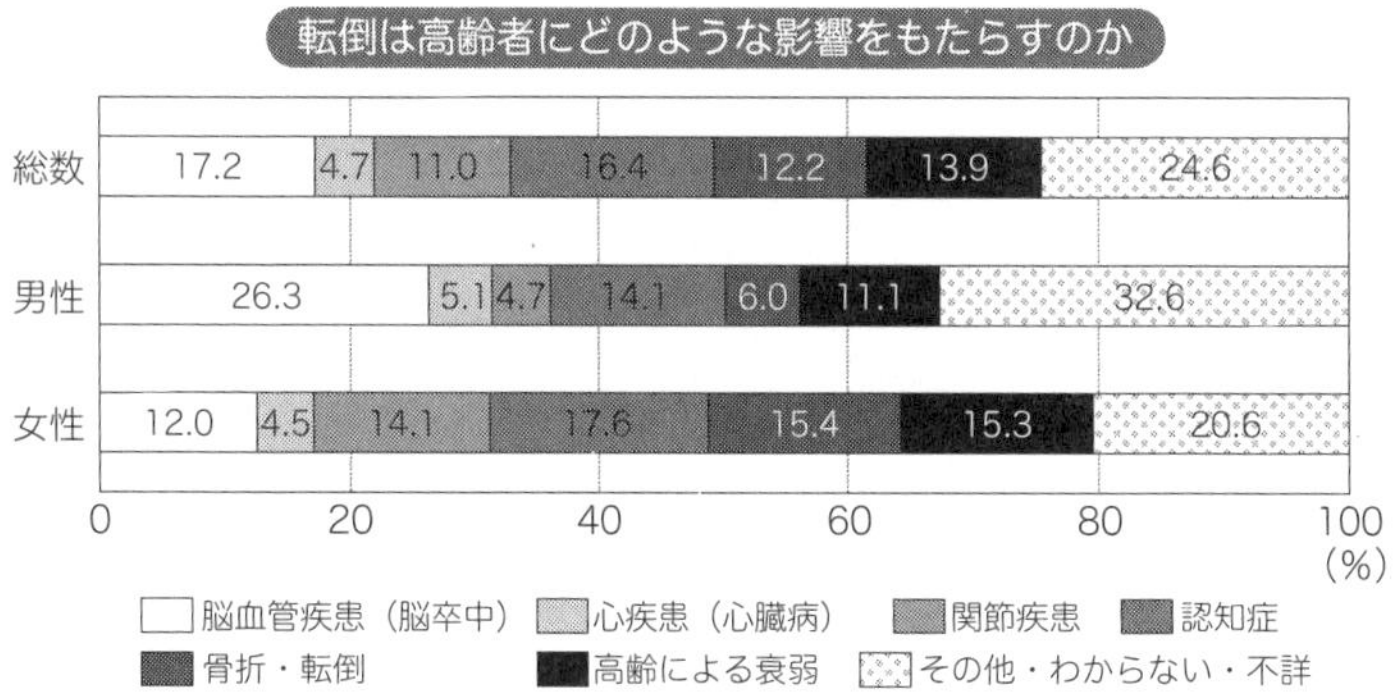

資料：厚生労働省「国民生活基礎調査」（平成25年）

図2　65歳以上の要介護者等の性別に見た介護が必要になった主な原因[2]

第1章でも述べられているように、動くことは人の自立した生活を支え、生活を活性化するための重要な手段です。動くことによって行動範囲が広がり、趣味活動や他者との交流が促され、生きがいを持ちQOLを高めるところまで影響を及ぼします。

中でも自分の足で歩くことは、自分の意思で動くための重要な能力であるだけでなく、自由と自立を保障する機能です。歩行することによって体の活動量が増し、体力を増進させます。

そこで高齢者は、加齢変化や疾病による心身機能の問題を有しつつ、自分で歩き、動いてさまざまな活動を行っていくことが望まれます。

誰もが高齢になるほど歩行能力は低下してくるので、活動量が増えると転倒リスクは高くなります。だからといって、転倒予防のために安全を優先しすぎれば、行動を制限することになり、活動意欲を妨げたり、動かないことでさらに筋力が衰え、生活不活発病（廃用症候群）や高齢者自身が以前からもっていた運動器の障害（変形性膝関節症や脊柱管狭窄症）を悪化させ、ロコモティブシンドロームや介護が必要な状態を生じます。

そこで、高齢者の健康寿命を延ばすためには、その人にとっての動くことの意味を考えたうえで、転倒の原因を分析し、転倒を予防する方法について考える必要があります。

転倒は高齢者にどのような影響をもたらすのか

「平成29年人口動態統計の概況[3]」によると、「不慮の事故」による死亡数を種類別の構成割合で見ると、転倒・転落24％、窒息23％、溺死・溺水20％、交通事故12％となっています。

転倒・転落による死は交通事故よりも多い割合で起こり、死因の第1位となっています。また、先述のように転倒は、高齢者が救急搬送される事故の8割以上を占め、骨折などの外傷から要介護状態、寝たきりに至ることもあります。転倒は、高齢者本人だけでなく、家族にとっても大きな影響をもたらします。

1 身体面への影響

身体面での影響としてもっとも大きな問題は、骨折などの外傷です。高齢者の多くは骨粗鬆症を有し、骨が脆弱化しています。そのため、ちょっと転んで尻もちをついただ

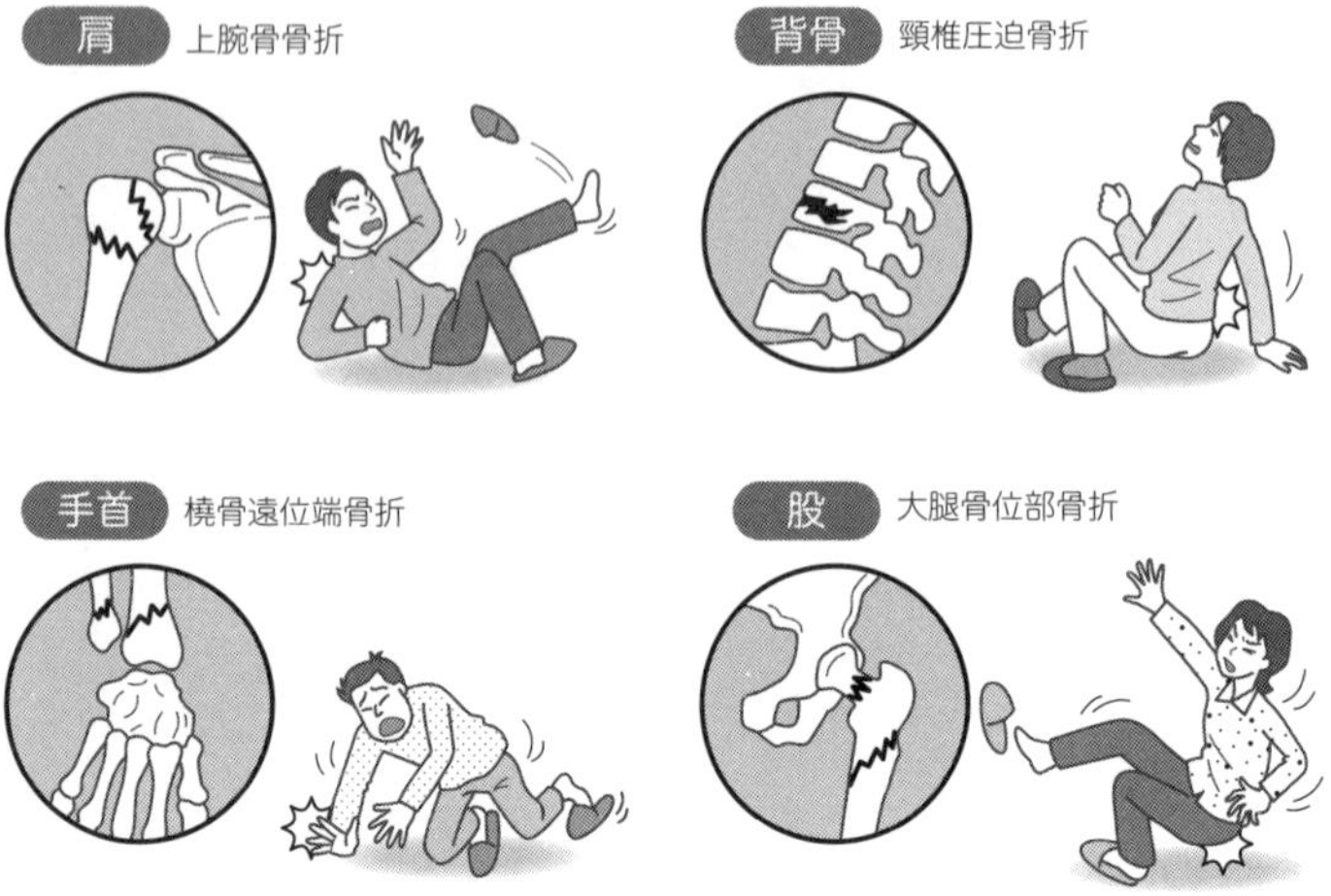

図３　骨折しやすい部位

（https://www.kansetsu-itai.com/kossetsu/agmo4/agm001.php）

けで骨折や外傷など重篤な障害を引き起こしやすいのです。

骨折しやすい部位は大腿骨近位部骨折、橈骨遠位端骨折、上腕骨近位端骨折、脊椎圧迫骨折です（図3）。特に大腿骨近位部骨折では、治療に伴い骨癒合（骨がくっつく）まで数ヶ月の安静が必要となります。このため、無事に骨がついてもロコモティブシンドロームを生じ、転倒前の日常生活における動作を回復するまでには長い時間がかかったり、寝たきり状態に移行する場合もあります。

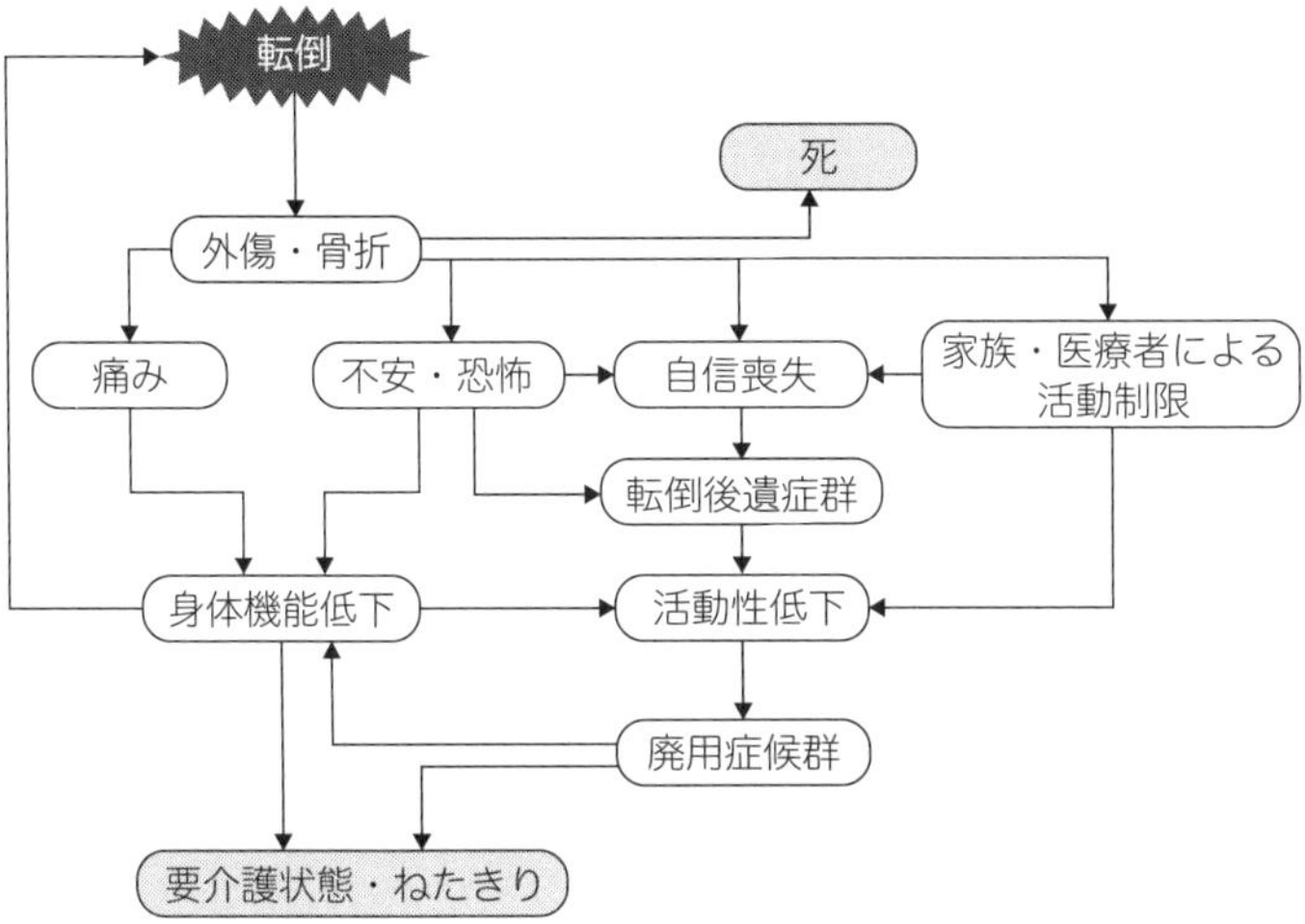

図4　転倒の影響

2 精神面への影響（転倒後症候群）

たとえ骨折などの外傷が起きなかったとしても、転倒は高齢者にとって「また転ぶのではないか」という不安感や恐怖感をもたらします（図4）。

歩くことに自信を失い、自ら活動を制限してしまうこともあります。家族や医療者も、転倒を心配し安全を優先するあまり、高齢者の活動を制限しがちです。すると活動性が低下するためにロコモティブシンドロームを引き起こし、身体機能が低下し、ちょっとしたすきに再び転倒するという悪循環に陥る場合があります。これを「転倒後症候群」といいます。

歩行に不安感や恐怖感をもったまま体を動かそうとすると、筋肉が緊張しているためになめらかな筋肉の動きができません。このため、歩行が不安定になることもあります。

3 社会面への影響

骨折による治療や介護が必要な状態、寝たきりになると、治療費の増大や介護問題など社会的な影響も大きくなります。

なぜ、高齢者は転倒しやすいのか

転倒してしまう原因は、大きく外的要因と内的要因に分けることができます。内的要因は、前節で述べられた加齢変化や高齢者に多い運動機能に影響する疾患、さらに治療のための薬物、その人の性格や生活環境、動くことへの意欲などの個人的な要因が含まれます。

一方、外的要因は主に環境面からみた要因であり、屋内外の段差や障害物、高齢者自身の服装、歩行器や車椅子などの歩行補助具の不具合や調整不良などが含まれます。内的要因は高齢者自身の加齢変化や疾患に関連するものですから、完全に取り除くのは難しいのですが、外的要因の多くは改善が可能です。

また、転倒は内的・外的を含めどれか一つの要因によって生じるものではなく、さまざまな要因が複合的に関連しています。そこでこれらの特徴をよく理解することが、転倒の予防につながります。

1 加齢変化

老化によって起こる視覚（視力、暗順応、視野）、聴覚、平衡感覚などの感覚機能の低下や、筋力、関節可動域、姿勢反射などの運動機能の低下は、転倒の大きな原因です。また、睡眠リズムの変調により眠りが浅くなり、寝つきが悪くなったり中途覚醒などが起こります。このため昼間の眠気によって注意力が低下し、転倒にもつながります。

2 運動機能に影響する疾患

高齢者に多い脳血管疾患やパーキンソン病、認知症などの神経疾患、血圧変化を感知

表１　高齢者の転倒の要因

内的要因（高齢者側の要因）	外的要因（環境要因）
加齢変化 • 感覚機能の低下：視力低下、暗順応の低下、視野狭窄、難聴、平衡感覚の低下などによる不注意、バランスの低下 • 運動機能の低下：筋力低下、関節可能域の縮小、姿勢反射の低下などによる歩行障害、バランスの低下 • 睡眠リズムの変調：不眠、昼間の眠気などによる不注意	**屋内外の環境** • 段差:敷居、固定されていないカーペットやマットの端 • 障害物：電気コード、ベッドあるいは布団の周囲の物 • 床の滑りやすい状態：水、食べこぼし • 不安定で持ちにくい手すり • 暗い照明、まぶしさ（暗い所から明るい所へ出た時） • 不慣れな場所、人混みで人にぶつかる
運動機能に影響する疾患 • 神経系：脳血管疾患、パーキンソン症候群、認知症による歩行障害 • 筋骨格系：関節リウマチ、変形性膝関節症による痛み、歩行障害 • 循環器系：起立性低血圧、虚血性心疾患などによるふらつき、めまい • 感覚器系：白内障、緑内障、老視などによる視力障害	**服装** • 裾の長いズボン、足に合っていない靴・スリッパ
転倒のリスクを高める薬物 • ベンゾジアゼピン系睡眠薬、抗うつ薬、抗精神薬、抗けいれん薬、降圧薬、血糖降下薬、利尿薬、非ステロイド性抗炎症薬などの服用	**補助具の不具合・調整不良** • 不適切な杖、車椅子、眼鏡不適合
個人特性 • 移動への意欲や移動の必要性が高い • 転倒経験（転倒後症候群）	

する受容器（圧受容器）の感受性低下による起立性低血圧などは、運動機能に顕著な影響を及ぼします。

また、関節リウマチや変形性膝関節症などをもつ高齢者は、痛みのために不自然な歩行になり、しだいに歩かなくなります。歩かないと筋力は落ち、廃用性の変化をもたらし、運動機能が低下して転倒のリスクはさらに高まります。

白内障や緑内障も、視力が低下したり視野が狭まるために、危険回避行動がとれず、転倒につながります。

3 転倒のリスクを高める薬物

高齢者は、複数の薬物を服用している場合が多く、その中には、精神機能や運動機能に影響し、転倒のリスクを高める薬物があります。たとえば、降圧剤は、副作用として起立性低血圧によるめまいがあります。

これらの薬は、内服すると必ず症状が現れるということではありません。しかし、特に高齢者は加齢によって薬物代謝機能が低下しているため、副作用が強く出現したり、作用時間が長く持続的になることがあります。そこで、通常の服用量でも転倒の要因となることを理解しておく必要があります。

❹転倒しやすい人の特徴

転倒は、自分の足で立って移動しようとすることで起こります。そこで、本人にとって移動の必要性があり、移動の意欲が高いときに転倒のリスクは高くなります。

さらに、自身の心身機能の衰えを自覚できていない場合や、他者に依頼することを遠慮し、能力を超えた行為を行ってしまう場合にも転倒が起こります。

転倒を予防する方法

転倒を予防するためには、転倒の要因を取り除いたり、軽減することが重要です。

❶安全な環境づくり

転倒のきっかけとして、何かにつまずくということがあります。若い人であれば、つまずいてバランスを崩しても、立ち直り反射によって転ばずにすみますが、高齢者の場合は、運動機能が低下しているために容易に転倒してしまいます。

そこで、つまずくようなカーペットやマットを固定したり、廊下や床の上の電気コードや物を片付け、高齢者が安全に動きやすい環境を作ります。また、裾を踏んだり、スリッパですべって転倒しないように、服装や履物に気をつけます。

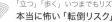

必要に応じて、手すりの設置、クッション性の高い床材、夜間の照明など環境を整えます。

2 歩行補助具の正しい使用

身体寸法にあった杖や歩行器（歩行車）、眼鏡、補聴器を準備します。

3 転びにくい体づくり

運動機能に影響する疾患を治療して、転倒の内的要因を軽減するようにします。また、加齢による運動機能の低下を防ぐために、筋力維持・増強訓練、バランス運動、ストレッチ、フットケアなどを行います。

4 転びにくい歩き方の獲得

転びにくく安全な歩き方のためには、まず背筋を伸ばして立位をとります。顔をあげ、いつもより腕を振り、足をあげ、ひきずらないで少し大きめの歩幅をとって歩くようにサポートします。着地は踵《かかと》から行います。

しかし、普段は意識せずに自分にとって楽な歩き方をしている高齢者にとって、これが歩きやすいとは限りません。無理に良い姿勢をとらせても、負荷がかかってしまいます。そこで、本人にとって安全で楽な歩き方を一緒に考えることも大切です。

5 高齢者自身が自分の移動能力を知る機会を提供

まず、一緒に歩いて移動をしてみます。その後、歩行状態について高齢者自身の評価を聴き、介護者から見た評価を述べます。よかったところ、危なかったところ、どうしたら安全に歩けるのかを一緒に考えていきます。

さらに、1日24時間の生活の場の中で、転倒しやすい場所や時間、転倒しやすいのはどのような行動をとったときかなどを一緒に考えます。

認知症はなぜ転倒リスクを高めるのか

ここまで高齢者全般について転倒リスクと予防について述べてきました。ここからは、超高齢社会の日本において今後も増加することが見込まれる認知症をもつ高齢者に焦点をあてて、説明します。

認知症とは、「一度正常に達した認知機能が後天的な脳の障害によって持続性に低下し、社会生活や日常生活に支障を来すようになった状態[4]」と定義されています。

人間は、生まれてから生活の中でさまざまなものや人を記憶・認知する、物事について思考・理解する、計算や学習する、判断をする、言葉を話すことなどを獲得していきます。

これは、私たちが日常生活や社会生活を営む上で、考え、行動するために必要な機能です。これらの認知機能が脳の形態や機能の障害によって、持続的に障害され、日常生活や社会生活にまで支障が出たときに「認知症」といわれます。

認知症をもつ高齢者は、生活を営む上で必要な認知機能の障害が生じることで、これまで当たり前にしていたことができなくなっていきます。次第に生活の中でできないことが増えることで、生活のしづらさを感じ、しだいに生活そのものが困難になっていきます。これを「生活障害」といいます[5]。

生活障害をもつ認知症高齢者は、生活をするために自分なりに考え、行動しますが、うまくいかないことが増えていきます。そして、食事や排泄、更衣、入浴などさまざまな生活機能に援助が必要となってきます。

同時に、自分の今もっている能力やその限界を正しく認識することが難しくなります。そのため、自分ではできると思い、いつも通りに行うのですが、うまくできない、失敗するということになります。つまり、危うい行動をとってしまいます。

このような状況から認知症をもつ高齢者の転倒は、生活する中で、何か目的をもって行動する過程で多く生じます。

生活を遂行すること以外にも、さまざまな物や人を認知する力が低下するため、不安が生じたり混乱をきたすこともあります。また、自分のニーズを相手にうまく伝えられなくなり、伝えられないことでニーズをうまく満たすことができなくなります。

なぜ、うまくいかないのか、思い通りにならないのかがわからないため、苦痛やストレスを生じやすくなります。これが認知症の行動・心理症状（BPSD：Behavioral Psychological Symptoms of Dementia）として表出されるもので、認知症の周辺症状ともいわれます。

例えば、怒りっぽくなったり、拒否したり、また、夜眠れなくなることで生活リズムの変調につながることもあります。このような症状が出現すると、より認知機能が低下することで、状況の判断力も低下し、危険認知力も落ちます。この場合も転倒のリスクが高まります。

認知症をもつ人の多くは高齢者ですので、老化により感覚機能や運動機能、筋力が低下しています。加えて、認知機能が低下することで中枢神経系の障害が生じ、歩行をコントロールする能力が低下します。

例えば、環境に合わせて歩く姿勢やスピード、バランスに障害が生じます。具体的には、前後傾や左右どちらかに傾いた姿勢になることやアルツハイマー型認知症以外の認知症、特にレビー小体型認知症では、姿勢反射の障害が生じるため、立ち上がりの際に起立姿勢を保持する能力が低下し、前方へ重心を移動することが難しく、歩くための正しい姿勢を保てずにふらつきます。その上、その状態を立て直す力も低下しているため転倒してしまうことがあります。

認知機能障害の要因以外にも、老化により、骨粗鬆症を併存している方も多いため、転倒するとすぐに骨折、最悪の場合は寝たきりや致命的な状態に陥るリスクが高まります。

このように認知症をもつ高齢者は、多くの要因が重なって転倒が生じます。実際、これまで報告されている認知症高齢者（軽度から中等度）における転倒の要因は、反応速度や歩行・バランス機能の低下、中枢神経系に作用する薬物の服用、うつや不安傾向が関連するといわれています。[6]

また、認知症の中で多くを占める疾患は、脳の神経が変性して生じるアルツハイマー型認知症、レビー小体型認知症、前頭側頭葉変性症があります。これらは神経変性疾患といいます。この疾患は、一度、脳の神経が変性してしまうと、元に戻ることが難しく、慢性に進行していきます。通常は、症状や障害の状態が常に少しずつ変化し続けるため、その人の状態や環境により、転倒のリスクの要因やその程度が常に変化します。

認知機能障害と転倒リスク

認知機能障害の観点から転倒につながりやすい要因には、記憶障害、全般性注意障害、失行、失認、視空間認知障害、失語、遂行機能障害などがあります。そこで認知症をもつ高齢者の転倒を予防するには、これら認知機能障害について正確に捉えることが大切です。

まず、記憶障害は、記銘、保持、想起（再生）という記憶の過程のどこかに不具合が生じ、「新しい情報や知識を覚えられない」もしくは「思い出すことに支障が出る」状態をいいます。そのため、〝自分が注意しなければならないことを忘れる〟、〝医師の指示や指導されたことを忘れる〟ため、自分自身で何かを気をつけることができなくなります。もし、歩くことが難しいということを忘れて歩くと、転倒につながることになります。

次に全般性注意障害では、必要な作業に注意を向けて維持することや、注意しなければならないことや問題点をうまく選べず、また、同時にいくつかの点について注意ができない状態が起こります。そのため、他に気になることがあるとき、例えば、人や声などに気を取られることで段差など障害物や危険物に気づかないなど、注意しないといけないことに注意を払えなくなることで転倒につながることがあります。

失行とは「運動器の障害がないにもかかわらず、動作を遂行できない」状態をいいます。特に観念運動失行では、口頭で説明された指示通りに行動できないことがあります。何をどうすれば良いかわかっている上、行動や動作もできますが、意図した行動ができないことがあります。そのため、歩行中に声をかけられるとうまく歩けなくなることがあります。

失認とは「感覚器に障害がないにもかかわらず、物を見ても何かわからず、対象を認識できない」状態をいいます。そのため、段差を認識できない、地面の凹凸に気づかないことがあります。

視空間認知障害とは「空間における対象物の位置関係や物品をうまく認識できない」状態をいいます。つまり、歩いているときに自分と床の距離感、自分と障害物との距離感がつかみにくくなります。そのため、段差につまずきやすくなる、影を跨ごうとしてバランスを崩すことがあります。

失語とは、認知症の場合、発語は比較的スムーズにできても言葉の理解力の低下、言い間違い、言葉が出てこないということがあります。そのため「自分の思うことをそのまま相手が理解できるように伝えることが難しい」状況になります。つまり、自分がしてほしいことなどのニーズをうまく伝えられないため、サポートを受けられずに自分で対処し、無理をしてしまうことで転倒リスクを高めることになります。

遂行機能障害とは、「段取りや計画をたてて、実際の行動を行うことが困難になる」状態をいいます。そのため、杖など歩行を補助する道具を使っているのに、その道具を使うタイミングがわからなくなり、ただ持っているだけになる、適切なタイミングで使えないということが起こります。また、車いすから立ち上がるときにブレーキをかけたり、フットレストを上げるという動作がわからなくなることがあります。

このようにして、認知機能障害から転倒が起こりやすくなるのです。

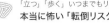

認知症をもつ高齢者の転倒を防ぐには

このように認知症をもつ高齢者では、生活をするために自分なりに考え行動しているのに、うまくいかないことが増えていきます。そこで、転倒を予防するためのケアを行うというよりも、その人の生活の視点から捉え、生活上の困りごとを見つけ出し、その困りごとに対してケアしていくことが大切です。

そのためには、まず歩行や移動以外の食事や排泄、更衣など、基本的な生活行動のできる・できないを捉え、認知機能の状態を把握しておきます。このとき、どのようにすれば、その生活行動ができるようになるのかという視点をもつことが大切です。

例えば、一つの生活行動でできないことがあれば、同じような機能を必要とする他の生活行動でも同じような困りごとが起こるかもしれないと考えます。

このほか、高齢者ということにも留意して、加齢や疾患による影響を受けやすい身体機能、精神状態、疾患や治療状況、服用している薬物などの内的要因、環境などの外的要因も把握しておきます。

環境について把握するときは、物理的な環境だけではなく、人も環境であるということを忘れないようにします。そして、必ずその高齢者が過ごす場所や位置から見た視野、目線の高さ、聞こえ方などの感じ方を想像して、どのような環境であるかを捉えるようにします。

なお、高齢者本人の観点からだけではなく、介護者からも情報を得るとよいでしょう。それにより、認知症をもつ高齢者の行動パターン、生活リズム、性格を把握することができ、その人全体を捉えることができます。

ニーズを満たすケアが転倒を防ぐ

このようにして、その人のニーズを満たすケアを行うことで、認知症をもつ高齢者は安心して生活を送ることができます。安心、安楽な状態を保つことは、症状を安定させるだけでなく、その人自身がもつ力を発揮してもらうことにつながり、安全な動きや行動を促します。

そのために、これら多くの情報をもとに、具体的にどのような状況や時間帯にどのようなニーズが生じやすいのかを考えます。もちろん、本人の声に耳を傾けてほしいのですが、認知症を持つことで自分の苦痛や不安を言葉でうまく表出できないこともあるため、その人に生じていると考えられる苦痛や不安を予測し、対処していきます。

また、危険についての認識が薄いため、自分にできないことでも欲求のままに行動し、自ら危険回避する行動をとることが難しくなります。

健常者であれば、床のすべりやすさに気をつけながら歩く、何かにつかまって転ぶ手前でこらえる、転んでも手をつくなど、自分を転倒から守る行動がとれることも多いでしょう。しかし認知症をもつ高齢者では、瞬間的にどうしたら自分が怪我をしないようにできるかという行動が難しくなります。

このため、介護者が、その人の行動パターンを具体的に想像しながら安全に行動できるような環境を整えていきます。

誰もが、年をとったら昔と同じ力を発揮することができなくなるように、認知症は、慢性的に少しずつ症状や状態が進行・変化する疾患です。このため、一度決めた予防方法で安心せず、常にその人の変化を捉えながら、転倒予防に向けたケア方法を見直し続けることが大切です。

このようにさまざまな対策を講じても、認知症をもつ高齢者の行動はなかなか予測がつかないことが多いのが現実です。そのため、少しでも認知症の高齢者が動こうとすると、止めてしまう介護者もいます。

しかし、動くことは、人が健康に幸福に生活するための原点です。下肢の筋力や歩行バランスの能力を維持するだけでなく、ニーズを満たす生活を実現し、本人にとっても家族にとってもＱＯＬの向上をもたらします。

介護者は、本人の意思、思いにできるだけ寄り添いつつ、安心できる行動へと導いてあげることが大切です。

●島田広美　順天堂大学大学院 医療看護学研究科先任准教授
●杉山智子　順天堂大学大学院 医療看護学研究科 准教授

第3章

ハッピーエイジングを実現する栄養とおなかの働き

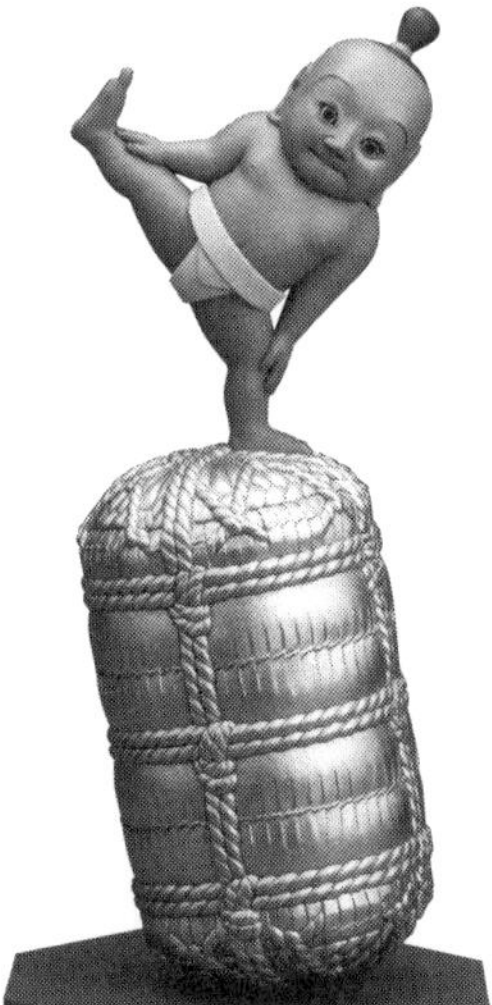

「福俵童子」

3-1 食べる楽しみは栄養改善と生活自立につながる

世界的に進む高齢化と介護の在り方

世界規模で高齢化が進んでいます。

高齢者とは65歳以上の人のことをいい、総人口に対する65歳以上の人の割合を「高齢化率」といいます。また、高齢化率が7%を超えると高齢化社会、14%では高齢社会、21%になると超高齢社会と呼ばれます。

「平成30年度版高齢社会白書」[1]によると、世界の高齢化率は、1950（昭和25）年の5・1%から2015（平成27）年には8・3%となりました。さらに、2060年には18・1%まで上昇すると見込まれています（表1）。

つまり、あと40年後には、全世界が高齢社会になると予測されるのです。この世界規

表1　世界人口の動向

		1950年（昭和25年）	2018年（平成27年）	2060年（平成72年）
総人口		2,525,149千人	7,349,472千人	10,184,290千人
65歳以上人口		128,666千人	608,180千人	1,844,269千人
先進地域		62,774千人	220,817千人	350,607千人
開発途上地域		65,892千人	387,363千人	1,493,663千人
65歳以上人口比率		5.1%	8.3%	18.1%
先進地域		7.7%	17.6%	27.4%
開発途上地域		3.8%	6.4%	16.8%
平均寿命	（男性）	45.4年	68.3年	77.4年
	（女性）	48.3年	72.7年	80.4年
合計特殊出生率		5	2.5	2.2

資料：UN, World Population Prospects: The 2015 Revision
（注1）平均寿命及び合計特殊出生率は、1950～1955年、2010～2015年、2055年～2060年
（注2）先進地域とは、ヨーロッパ、北部アメリカ、日本、オーストラリア及びニュージーランドからなる地域をいう。
開発途上地域とは、アフリカ、アジア（日本を除く）中南米、メラネシア、ミクロネシア及びポリネシアからなる地域をいう。

模の高齢化は、先進地域のみならず開発途上地域まで及び、全世界の平均寿命はおおよそ80歳という時代が到来することになります。

2020年の世界の高齢化率では、1位日本28・5％、2位イタリア24・0％、3位ドイツ22・7％と、わが国は世界の高齢化のトップランナーです。また、わが国では平均寿命と、介護を受けたり寝たきりになったりせず日常生活を送れる「健康

寿命」の差は、男女ともに10年間程度あります。言い換えれば、この10年間は、何らかの医療や介護を必要とする期間だといえます。

では、その10年間の介護は、どのようにして行われるのでしょうか。これまで、高齢者の家庭での介護を担ってきたのは子どもら家族でした。2016年現在、65歳以上の高齢者のいる世帯は2416万5千世帯で、全世帯4994万5千世帯の48％と約半数を占めています。そのうち過半数は夫婦のみの世帯と単独世帯で、つまり介護を担う家族介護者のいない家庭となっています。

このような家族形態の変化の背景にあるのは、合計特殊出生率の影響です。合計特殊出生率とは、一人の女性が出産可能とされる15歳から49歳までに産む子どもの数の平均です。世界における合計特殊出生率は、1950年（昭和25年）には5・0であったのが、2015年（平成27年）には2・5と低下し、2060年（令和42年）には2・2と予測されています（表1）。少子化もまた、高齢化の進展とともに世界規模で進んでいくのです。

ちなみに、わが国の2018年における合計特殊出生率は1・43で、夫婦2人から2

人以上の子どもが産まれないという深刻な少子社会でもあります。このような背景により、家族に介護を委ねることは限界となっているのが現実です。

各国の介護保障とWHOの取り組み

少子高齢化がすすむ中、日本を含め世界の国々は、介護保障の制度を充実させることで、介護を社会全体で担う仕組みを模索してきました。スウェーデンは1982年に社会サービス法、イギリスは1993年にコミュニティケア法、ドイツは1994年に介護保険法、わが国は少し遅れて2000年に介護保険法を創設しています。

また、WHO（世界保健機関）は、2017年に「高齢者のための統合ケアに関するWHOガイドライン（ICOPE）」を世界に向けて発信しました。これは、本講座からWHOのエイジングプログラム・プロジェクトへ参加している角由佳氏が作成に関与したガイドラインです。

WHO ICOPEガイドラインでは、以下9つの要素を高齢者の統合ケアとして提唱しています。Malnutrition（低栄養）、Mobility loss（移動能力低下）、Visual impairment（視力障害）、Hearing loss（難聴）、Cognitive impairment（認知機能障害）、Depressive symptoms（抑うつ症状）、Urinary incontinence（尿失禁）、Risk of falls（転倒リスク）、Caregiver support（介護者サポート）の9要素です。

この提言は、急性疾患の検出と治療に重点が置かれてきた今日の保健医療システムに対して、慢性的な痛み、感覚器や歩行などの衰えなど、高齢者のニーズに焦点をあてた継続的かつ統合的なケアを可能とする保健医療システムへの転換を促すものです。

他にもWHO ICOPEガイドラインでは、コミュニティベースのサービスが高齢者の身体的および精神的機能低下を予防、改善するために役立つ方法や、ケア提供者の包括的評価やケアプランのアプローチを通じたニーズとサービスの調整なども示されています。

高齢者の「低栄養」は、要介護化の重要な要因

わが国では2000年に介護保険制度をスタートさせましたが、その後も高齢者の要介護化を防ぐことはできず、要支援・要介護認定者数は増加していきました。そこで、2005年には介護保険法の初回改正が行われ、できる限り要支援・要介護状態にならない、あるいは重度化しないよう「介護予防」を重視したシステムへ転換が図られました。

このシステムにおける介護予防事業では、高齢者の運動器機能向上、栄養改善、口腔機能向上に主軸が置かれ、介護・重度化予防を目的としたサービスの質の向上を目指す方針が打ち出されました。

しかしながら、この介護予防事業導入後も、高齢者の「低栄養」はまだまだ解決に至っていない状況です。「介護予防事業の効果を評価した報告(2)」によれば、要介護となる可能性のある特定高齢者（介護予防事業対象者）では、体重減少311人（15・0%）、低体重171人（8・3%）、体重減少&低体重82人（4・0%）と合計564人（27・3%）、要支援者では体重減少1102人（15・7%）、低体重755人（10・8%）、体重減少&低体重361人（5・1%）と、高齢者全体の約3割にあたる2218人が「栄養改善」を必要としているのです。

表2　特定高齢者・要支援者において「栄養改善」を必要とする高齢者

	非該当	栄養改善を必要とする高齢者		
		体重減少	低体重	体重減少&低体重
特定高齢者	1,503人	311人	171人	82人
	72.7%	15.0%	8.3%	4.0%
要支援者	4,795人	1,102人	755人	361人
	68.4%	15.7%	10.8%	5.1%

表3　「低栄養」の診断指標

BMI：体格指数（体重kg÷身長mの2乗）	18.5未満	たんぱく質・エネルギー低栄養状態
体重減少率	3か月間で5〜7%	たんぱく質・エネルギーの不十分な摂取
	6か月間で10%	たんぱく質・エネルギー低栄養状態
血清アルブミン（alb）値	3.0g/dl以下	高リスク
	3.5g/dl以下	低栄養状態の中リスク
	3.8g/dl以下	介護保険認定および死亡リスク予測の観点から「介護予防事業対象者」の決定基準

高齢者の低栄養とは、特にたんぱく質の摂取不足で起こります。筋肉や血液、皮膚を作るもととなるたんぱく質が不足することで体力、筋力が落ち、フレイル（虚弱）や感染リスクを引き起こし、健康状態や日常生活の自立性を維持することが困難となり、死亡率が高くなっていくのです。

低栄養は、WHO ICOPEガイドラインにおいても高齢者ケアの要素の一つとされています。しかし、わが国では、高齢者の「栄養改善」の具体的方略が未だに確立されていません。そのため、介護報酬が改定される度に、「栄養改善」は依然として重点課題に挙げられているのが現状です。

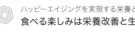

高齢者の自立を支える4つの基本ケア

高齢者の自立性について2005年の改正介護保険法では、制度の基本理念である「自立支援」が改めて強調されました。介護保険法第1条には「要介護状態となっても、その有する能力に応じ自立した日常生活を営むことができるよう…」とあり、第2条には

「保険給付の内容および水準は、その有する能力に応じ自立した日常生活を営むことができるように配慮されなければならない」と、「自立支援」の基本理念に基づいたサービスのあり方が示されています。

この「自立支援」に関して筆者は、自立支援介護の実践と調査研究から高齢者の介護・重度化予防の要素として、「水分」「食事」「運動」「自然排便」が関連することを検証してきました。そして、高齢者介護施設での経験から、これらの4つのケアを実践することで、身体機能が向上し、車いすから自力での歩行が可能となったり、おむつが外れてトイレで排泄できるようになったり、認知力が改善して会話ができるようになった方々をたくさん見てきました。

これらの4要素は、高齢者の自立支援介護における基本ケアといえます。「脱水にならないよう水分をしっかり摂取し、栄養状態を低下させないよう食事を摂り、規則正しい自然排便があり、適度な運動をする」といういわゆる健康な体をつくるケアであり[3]、このような健康な体をつくることで、高齢者の日常生活動作（ＡＤＬ）の自立性や、生活の質（ＱＯＬ）を維持、向上させることが可能となるのです。

毎日新聞出版　愛読者カード

本書の タイトル「　　　　　　　　　　」

●この本を何でお知りになりましたか。

1. 書店店頭で　　　　2. ネット書店で

3. 広告を見て（新聞／雑誌名　　　　　　）

4. 書評を見て（新聞／雑誌名　　　　　　）

5. 人にすすめられて　　6. テレビ／ラジオで（　　　　）

7. その他（　　　　　　）

●どこでご購入されましたか。

●ご感想・ご意見など。

上記のご感想・ご意見を宣伝に使わせてくださいますか？

1. 可　　　2. 不可　　　3. 匿名なら可

職業	性別 男　女	年齢 歳	ご協力、ありがとう ございました

郵 便 は が き

料金受取人払郵便

麹町局承認

1763

差出有効期間
2022年1月31日
まで

切手はいりません

102-8790

209

(受取人)
東京都千代田区
九段南 1-6-17

毎日新聞出版

営業本部　営業部行

ふりがな	
お名前	
郵便番号	
ご住所	
電話番号	(　　　　)
メールアドレス	

ご購入いただきありがとうございます。

必要事項をご記入のうえ、ご投函ください。皆様からお預かりした個人情報は、小社の今後の出版活動の参考にさせていただきます。それ以外の目的で利用することはありません。

また、調査研究において筆者は、文部科学省科学研究費助成事業（2013年度〜2018年度 基盤研究C）による調査研究を実施し、要介護高齢者の栄養状態等の実態を調査しました。その結果、介護保険施設の入所者と在宅サービス利用者529名のデータから、栄養状態の指標である血清アルブミン値の低下と、BMI、食事形態、食事摂取量、歩行移動能力との関連が認められました。[4]

食事形態として普通の食事が食べられなくなり、柔らかいご飯やお粥、ペースト状にした食事になるなどして食事摂取量が減ってきたら、「低栄養」を疑います。また「低栄養」となることで、歩行移動能力が低下する恐れがあるということです。このように、高齢者の「低栄養」は、要介護化の重要な要因となるのです。

栄養と心身機能、歩行能力との関連を調査

東急不動産が運営する高齢者住宅は、自立型シニア住宅と介護型ケア住宅に分かれています。いずれも介護保険施設とは異なり、介護保険制度における在宅サービスの給付

が行われており、高齢者が住み慣れた自宅を離れ、新たなる自宅として住み替える場所として、最近、利用ニーズが急増しています[5]。

そこで、単に「施設」であるだけでなく、「新たなる自宅」として入居者の医療や介護のニーズに応えるために、サービスの質を担保していくことが求められています。

筆者は、東急不動産HD株式会社と順天堂大学の包括的連携協定による「ジェロントロジー医学・健康学応用講座」のメンバーとして、2015年、介護型ケア住宅に入居する147名の実態調査を実施しました。その結果から、本項のテーマである「栄養と運動」に関する調査結果を紹介します。

147名の入居者の平均年齢は88・7±5・5歳、要介護度の平均は3・13±1・64でした。このことは、高齢で、心身機能の自立性が低いという入居者の状態を示しています。

「栄養と運動」に関する調査結果では、他の多くの調査研究と同様に、入居者の栄養状態と心身機能との関連が認められました。具体的には、食事、排泄、移動、入浴、整容といった基本的な日常生活動作（ADL）において、栄養指標の血清アルブミン値と身体機能の関連では、アルブミン値と「室内歩行」「階段昇降」「戸外歩行」など、いわゆる歩行移動能力との関連が認められました。これは、アルブミン値の低下と移動歩行能力の低下には相関があるということです。

また、アルブミン値と認知機能の関連では、アルブミン値と「記憶」「見当識」「判断力」「社会適応」「家庭状況」「介護状況」との関連が認められました。これは、アルブミン値の低下と認知機能全般の低下には相関があるということです。

これらの結果をさらに詳しく分析してみますと、アルブミン値の影響要因は、身体機能では「室内歩行」、認知機能では「記憶」という結果になりました。

これらの結果から、介護型ケア住宅において、要介護高齢者が健康で心身ともに自立した生活を送るためには、栄養状態の維持・回復といった栄養管理（栄養マネジメント）が必要であるということが示唆されました(6)。そこで、その具体的方法として、次に述べる栄養改善と運動プログラムを先導し実施することとしました。

多職種連携アプローチで栄養改善と運動プログラムを実施

この2015年の実態調査結果を基に、介護型ケア住宅の入居者のうち、アルブミン値が3・8グラム毎デシリットルを下回る低栄養および低栄養リスクのある9名を対象に、2016年12月から2017年2月の3ヶ月間で、多職種連携アプローチによる栄養改善と運動プログラムを実施しました。

高齢者住宅の中でも、特に介護型ケア住宅には看護職、介護職、リハビリ職、相談職、栄養士が従事しています。多職種連携アプローチとは、これらの専門職が有機的に連携して看護や介護ケアを行うことであり、入居者の医療や介護のニーズに応えることができます。

〈栄養改善アプローチの内容〉

①提供されている1日1500キロカロリーたんぱく質50グラムの食事が全量摂取できるよう、栄養士、看護職員、介護職員が連携して入居者の座席配置、食品の彩り、食事形態や食器

の工夫、食事場面での個別の言葉かけなどを行い、食事環境を整えました。

②相談職員から入居者の家族へ協力を依頼し、本人と家族に入居者の嗜好を調査した上で買い物を代行し、好物の摂取を促しました。

③看護職員、介護職員、相談職員の連携により、外食や交友支援を行い、楽しい食事場面を提供しました。

④どうしても提供された食事が食べきれない場合には、栄養士により栄養補助食品（エネルギー80キロカロリーたんぱく質6・2グラム／個）を提供し、たんぱく質を補てんしました。

〈運動プログラムの内容〉

①リハビリテーション職員による運動プログラムを週2回、1回15分間実施しました。

②歩行訓練、階段昇降訓練、上・下肢兼用エルゴメーターによるマシントレーニング等、入居者の状態に合わせてリハビリテーション職員が運動プログラムを作成しました。

③入居者が生活するフロアでは、看護職員、介護職員による歩行練習や入居者自身による自主トレーニングを毎日15分間実施しました。

これらの実施にあたっては、月1回ケースカンファレンスを開催し、評価を行いながら方向性を共有していきました。具体的な評価は、入居者への効果として栄養状態、運動機能、生活の質（ＱＯＬ）に関するスケールを用いて行いました。

アプローチ対象の入居者9名の内訳は、男性3名、女性6名。平均年齢は89・22±5・38歳。要介護度の平均は1・22±0・67でした。

要介護度の平均値でわかるように、入居者の中でも自立性が比較的高く元気な人が対象となっています。これは運動プログラムを実施できるよう、重度な認知機能および身体機能低下の入居者を除外して対象者を選定したためです。

栄養の改善効果とＱＯＬ

アプローチ3ヶ月後の結果ですが、9名のアルブミン値の平均値を見ると、3・58グラム毎デシリットルから3・41グラム毎デシリットルへ低下していました。しかし、中央値（データを大きなものから小さなものへと順番に並べたときに、ちょうど中央に位置する値）は、アプローチ前後ともに3・60グラム毎デシリットルでした。

これは、調査を実施した12月から2月の期間は冬季であったことから、入院するなど体調不良者が3名あり、データが平均値へ影響したものと考えられました。そこで、これらの体調不良者を除いた体調良好者6名を確認したところ、アルブミン値の平均値は3・58グラム毎デシリットルから3・63グラム毎デシリットルに改善していました（図1）。同様に、食事摂取量の平均値も1279・3キロカロリーから1622・6キロカロリーへ改善しました（図2）。

運動機能について、アルブミン値維持・改善群（アプローチ前と3か月後でアルブミン値が維持または改善した群）4名は、移動機能を評価する「ロコモ25」（第2章初出）の平均値が38・5点から25点に改善しました（図3）。

ロコモ25はロコモティブシンドロームを評価するスケールで、点数が低いほど移動機能が高いことを示します。身体の痛みの有無、起き上がりや立ち上がり、歩行、更衣等日常生活の困難さや社会生活を送るうえでの困難さなどを25項目で質問し、困難さがある場合は得点が高くなります。最も悪い点数は100点です。

ちなみに、ロコモ25が16点以上の場合は、何らかの運動器疾患の可能性があるともいわれています。

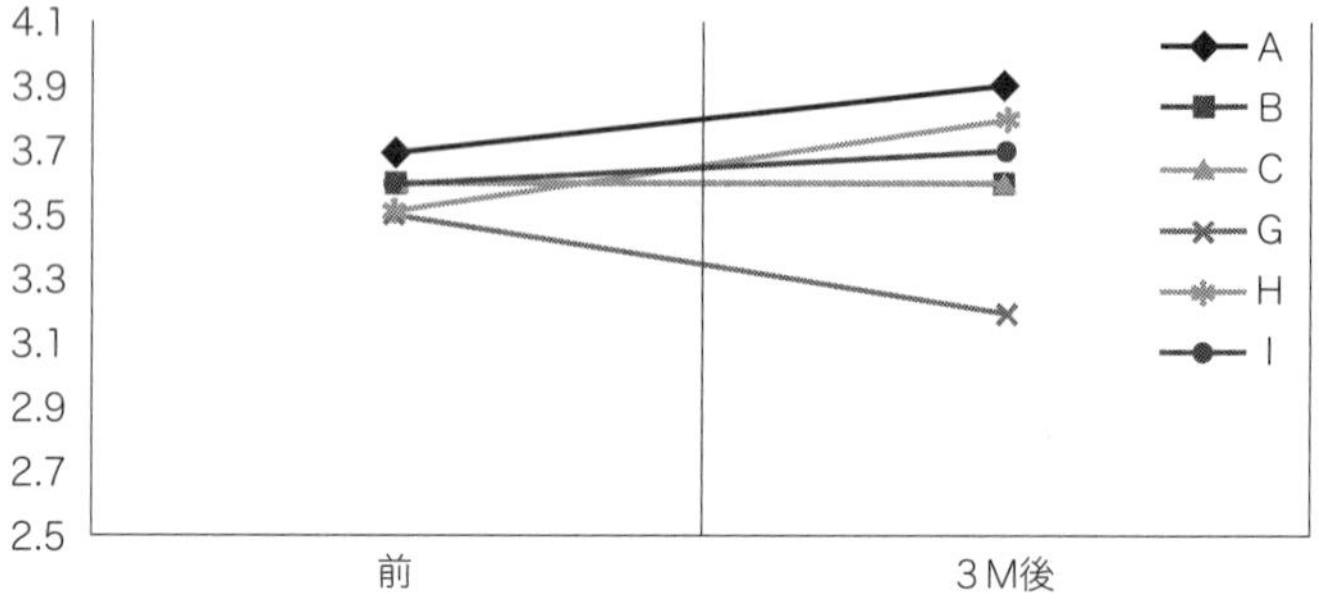

図１　アルブミン値変化（体調良好者）

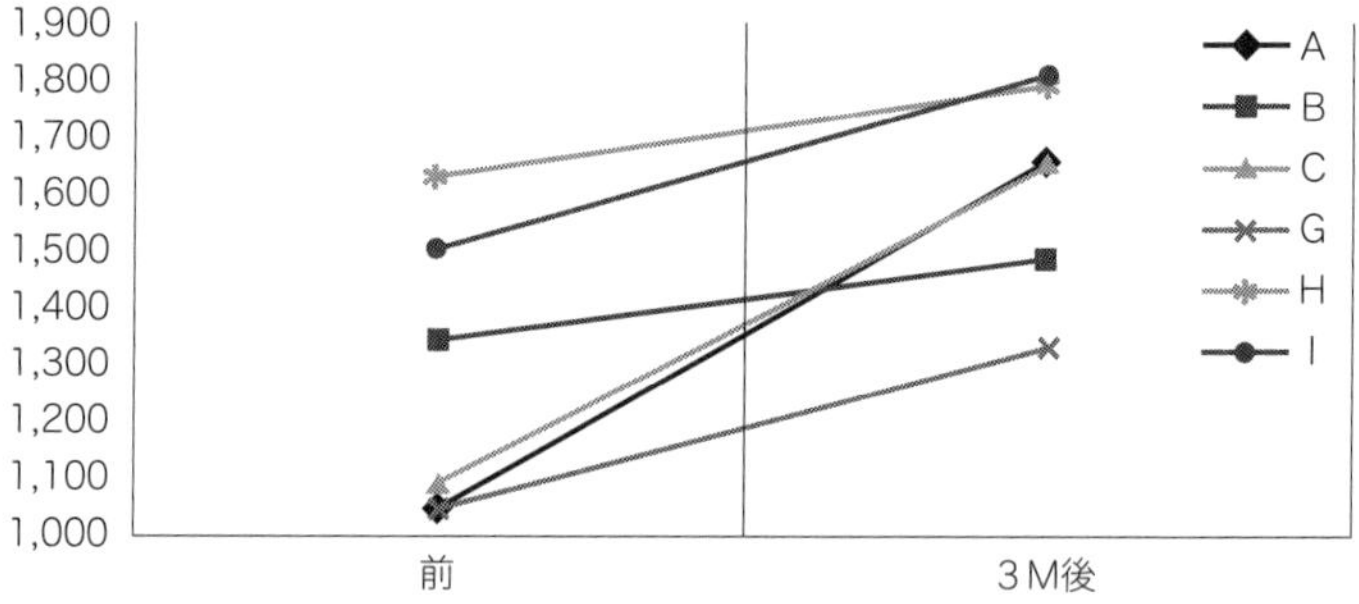

図２　食事摂取量変化（体調良好者）

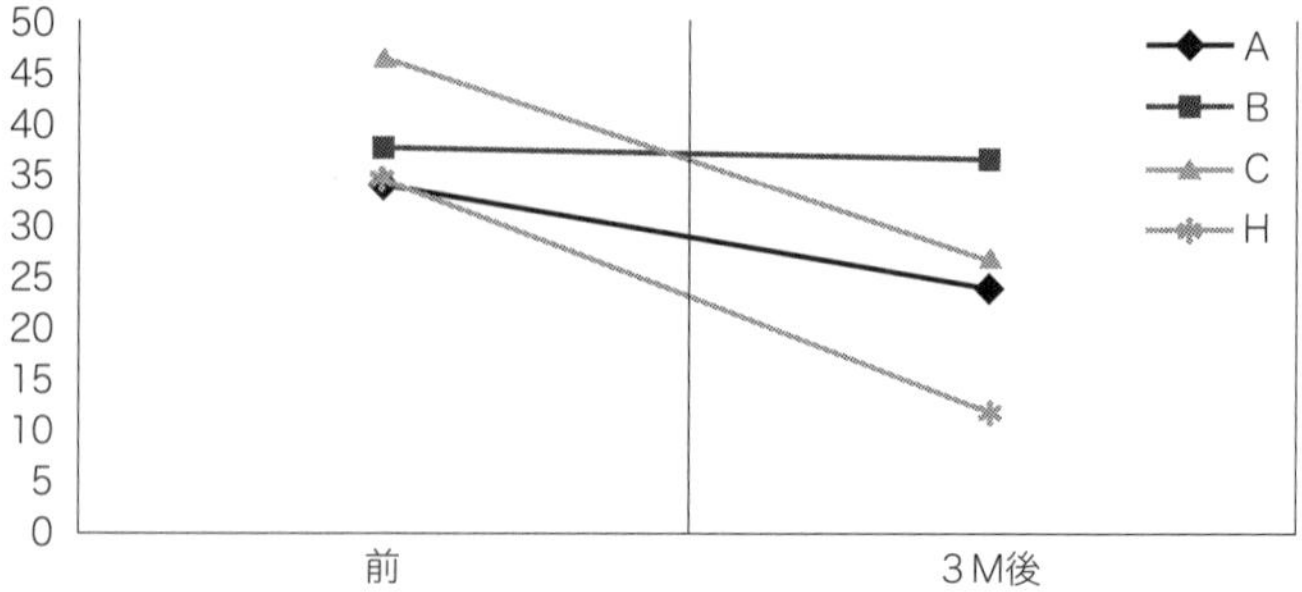

図３　ロコモ25総得点変化（アルブミン値維持・改善群）

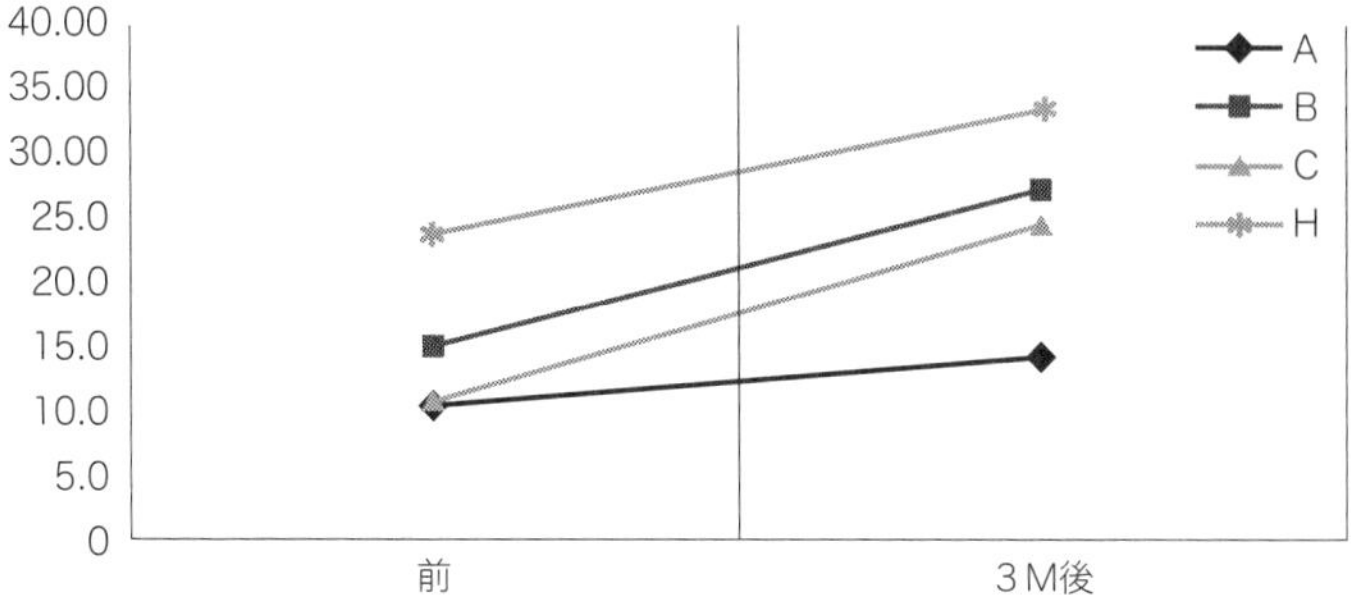

図4　ファンクショナルリーチ変化（アルブミン値維持・改善群）

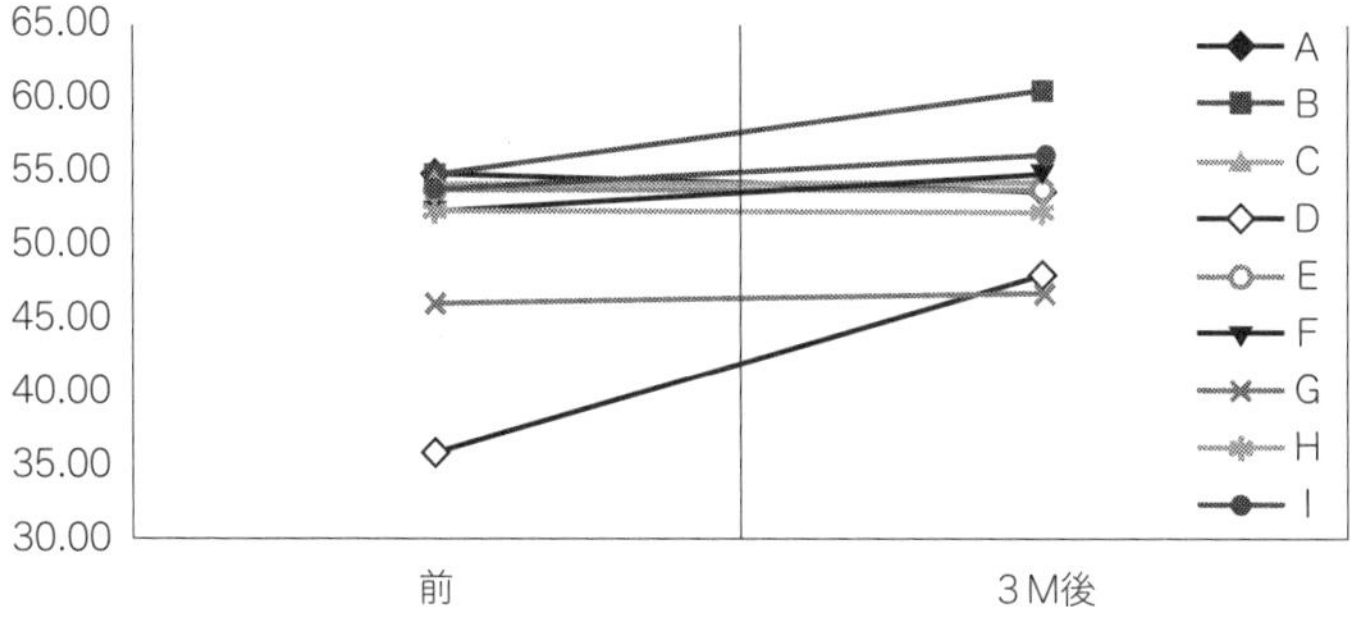

図5　精神的要因によるQOL変化（全体）

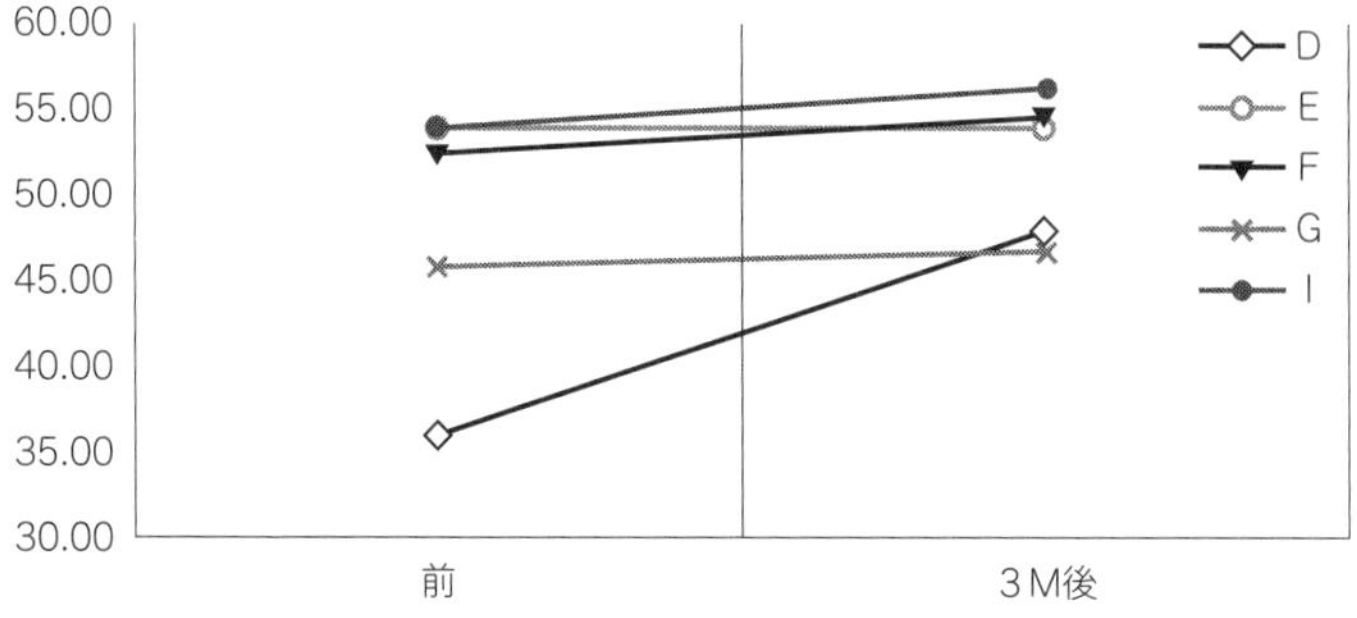

図6　精神的要因によるQOL変化（アルブミン値悪化群）

また、バランス機能を評価するファンクショナルリーチの平均値も、14・8㌢から24・9㌢へ改善しました（図４）。ファンクショナルリーチは、自然に立位をとってもらい、膝を曲げずに上肢（腕）をできる限り前方へ移動（リーチ）させて、その距離を測定します。点数が高いほどバランス機能がよいことを示し、低いほど転倒の危険性を予測する指標とされています。「転倒しやすさ」の評価基準は平均25㌢〜30㌢で、20㌢以下は「非常に危険」といわれています。

ＱＯＬについては健康関連の包括的ＱＯＬ尺度である「ＳＦ－８（日本語版）」を活用し、入居者から聞き取りを行いました。この評価尺度は「ＳＦ－36（The MOS 36-Item Short-Form Health Surve)」という36項目からなる健康関連ＱＯＬ評価を基本としています。要介護高齢者が３６項目を回答するのは負担が大きいと判断し、８項目で評価できる「ＳＦ－８」を採用しました。

「ＳＦ－８」は身体的要因によるＱＯＬと、精神的要因によるＱＯＬに要約（サマリースコア）することができ、点数が高いほどＱＯＬが高いことを示します。この調査における評価結果では、アプローチ前後での対象者9名全体の平均値について、身体的要因によるQOL（サマリースコア）は50・53から47・31へ低下していました。

その反面、精神的要因によるQOL（サマリースコア）は、51・00から53・51へ改善しました（図5）。さらにアルブミン値悪化群（アプローチ前と3か月後でアルブミン値が低下した群）においても、精神的要因によるQOLは48・44から52・04へと改善しました（図6）。

精神的要因によるQOL改善効果

これらの調査結果について、次のように考察しました。
まず、対象者9名中3名が入院などの体調不良を示していたことについて、先行研究では、高齢者の死亡率は冬季に高く夏季に低い傾向が見られ、さらに年齢階級が上がるほど死亡率の季節変化が顕著となることが示されています。[7]
今回の対象者は平均年齢が89・22±5・38歳と高く、また調査期間は11月から2月と冬季であったため、季節変化による体調不良への影響が大きく表れたと思われます。

入院加療を必要とする体調不良が起きれば、十分な食事摂取ができないために高齢者ではアルブミン値の低下が起こります。このことは、介護型高齢者住宅においては、体調不良者にも対応できる栄養管理（栄養マネジメント）が必要であることを示唆しているといえます。

その反面、体調良好者では、アルブミン値や食事摂取量増加の変化および運動機能やQOLの向上の結果から、今回のアプローチは一定の効果があったと思われます。

運動機能について、2014年の厚生労働省の調査によれば、1回30分以上の運動を週2回以上実施し1年以上継続している70歳以上の人の割合は、男性49・2%、女性36・9%と5割を下回っています。そこで今回の調査でも、運動プログラムのアプローチが入居者の運動習慣の獲得につながり、運動機能の向上という効果を得ることができたのではないかと思われます。

また、移動機能を評価するロコモ25総得点やバランス機能を評価するファンクショナルリーチの改善が、栄養状態の指標であるアルブミン値と関連していた結果から、日常生活の自立性につながる運動機能の維持・向上や、転倒を防ぐためには栄養管理（栄養マネジメント）が必要であることが改めてわかりました。

ＱＯＬとは主観的幸福感を示すもので、満足して生活しているかを評価する概念です。ですから、入居者自身にＱＯＬ評価の質問に答えてもらっています。今回は冬季という季節柄、身体的要因によるＱＯＬは低下していますが、精神的要因によるＱＯＬは入居者全体で向上し、アルブミン値悪化群においても向上がみられました。

社会福祉学者の綿祐二らによる要介護高齢者のＱＯＬに関する調査研究（２００４年）では、生活満足度と各生活場面との相関において高い寄与率がみられたのは「清潔（71・０％）」「食事（59・４％）」の場面であったとしています。これらの場面において、具体的・直接的な個別援助が行われたことがＱＯＬと関連していると述べられています。[8]

今回の筆者の調査においても、「食事」の場面を通して具体的・直接的な個別援助となり、アルブミン値が悪化した入居者においても精神的要因によるＱＯＬの向上という効果が得られたものと思われます。

また、ＱＯＬについて綿らは「その構造は複雑で多くの要因が絡み合っていると考え

られるが、ＱＯＬは量と方向を示すベクトルである」と述べています。[9、10]

今回のアプローチは、栄養改善および運動と多職種連携アプローチの是の方向性を有するベクトル、すなわち良い方向に向かう力により、栄養改善に至らなかった入居者であっても、精神的要因によるＱＯＬが向上したものと考えられます。

さらに、高齢者のＱＯＬについてロートン（Lawton）は、ＱＯＬを「個人の過去、現在、そして予想される期間の人間―環境システムにおける、自己規範と社会規範によった多次元的な評価である」と定義しています。[11]

これは、その人の人生の固有性・個別性・生きることの現実をとらえていこうとする「物語的思考（ナラティヴ・シンキング）[12]」とも共通するもので、精神的要因によるＱＯＬの向上は、多職種連携による物語的思考の要素を含むアプローチの効果であったとも考えられました。例えば、ある入居者に多職種による連携で、その方の現在のみでなく、過去や価値観、いわゆる人生史を紐解きながら、いかに食事を摂っていただくか、栄養状態を改善していくかという関わりが、その入居者の心、精神面への大きなアプローチとなったということだと考えられます。

この取り組みにより、介護型ケア住宅という環境下で、多職種連携による物語的思考の要素を含むアプローチが栄養改善、運動機能およびＱＯＬの向上に効果的であることが示唆されます[13]。

これからの高齢者住宅に期待されること

高齢者住宅は、団塊の世代が後期高齢者となる２０２５年に向けた社会保障制度改革のコアとなる「地域包括ケアシステム」の受け皿として、役割を期待されている場所でもあります。

「地域包括ケアシステム」の実現に向けて、厚生労働省は「団塊の世代が75歳以上となる２０２５年を目途に、重度な要介護状態となっても住み慣れた地域で自分らしい暮らしを人生の最後まで続けることができるよう、住まい・医療・介護・予防・生活支援が一体的に提供される地域包括ケアシステムを構築する」と言っています。

厚生労働省の作成する地域包括ケアシステムのイメージ図にも、この「住まい」とは自宅だけではなく、サービス付き高齢者向け住宅等と表されています。夫婦のみの高齢者世帯や単独世帯が増加し、家族形態が変化してきている現代において、人生の晩年を過ごす場所として、自宅から高齢者住宅への住み替えは今後さらに増していくことでしょう。

高齢者住環境の研究に取り組む建築家の外山義は、その著書『自宅でない在宅　高齢者の生活空間論』の中で「ポイントは、そこが処遇の場なのか、生活の場なのか、である。それは職員と高齢者の関係を見ればわかる。高齢者が一方的にケアを受けるような垂直の関係か、一人の市民として住んでいる水平の関係か、である。」と述べています。

この「一人の市民として住んでいる」とは、高齢者住宅の入居者が健康で心身ともに自立し、人として満足度の高い幸福な生活を送っていることを示しています。たとえ、介護を必要とする介護型高齢者住宅であっても、それは「生活の場」であり、職員と高齢者との関係は「一人の市民として住んでいる水平の関係」を目指すあり方が問われます。これからの高齢者住宅は、その関係性において質の高いケアの提供が求められているのです。

この介入調査終了後も、職員は主体的に多職種連携による栄養、運動、水分ケアを実施し、自立支援介護として定着させています。1年が経過した現在では排便コントロール、トイレでの排泄、認知症者の会話能力向上、転倒事故の減少など入居者への効果が明らかです。筆者をはじめ研究者は、3ヶ月毎のケースカンファレンスにアドバイザーとして参加し、職員の意識変化を実感しています。

こうした自立支援介護に携わる職員の意識変化は、栄養、運動、水分ケアの自立支援介護の定着にどのように影響しているかについても、その解析を行っているところです。

WHO ICOPEガイドライン（WHO Guidelines on Integrated Care for Older People）に示される「低栄養」は、高齢者の統合ケアの一要素であり、また、ここまで述べてきました要介護高齢者の栄養状態と心身機能との関連からも、高齢者が健康で心身ともに自立した、その人らしい幸福な暮らしを人生の最後まで送るために、「栄養改善」を目的とした「栄養マネジメント」は欠かせないものと思われます。

コミュニティベースのサービスとして、高齢者住宅ならではの多職種連携による栄養マネジメント・楽しく食べる食事と運動アプローチが、今後、高齢者住宅における「ハッピーエイジング」のケアモデルの一つとして定着していくことを願っています。

最後に、2020年は、人類が経験したことのない未曾有の新型コロナウイルスによる感染症が、全世界に拡大しています。このウイルスに免疫を持たない人類は、治療薬やワクチンが開発されるまで自分自身の免疫力に頼って戦うしかありません。高齢者の致死率の高さは、いわゆる免疫力の低下を示すものです。この免疫力を高めるためにも、「栄養」と「運動」は重要であることをつけ加えます。

●藤尾祐子　順天堂大学大学院医療看護学研究科先任准教授

3-2

心とからだを整える腸内フローラ

腸内フローラとは？

腸内細菌は腸内や糞便中に棲んでいる細菌のことをいいます。それらは多種多様であり、腸内でお花畑のような集合体を形成しているということで、腸内フローラと名付けられました。腸内フローラは腸内細菌叢《そう》ともいわれ、欧米ではGut microbiotaといわれています。

腸内フローラの研究は長年、培養法により行われ、このため培養可能な菌種のみが研究の対象でした。1990年代頃からダイレクトシークエンスという方法で細菌だけにある「16S rDNA」という遺伝子を調べることができるようになり、これまでに知られていない菌種が検出されるようになってきました。

それに加えて、次世代シークエンサーという機械の登場により、遺伝子解析が簡単に速やかに行われるようになり、多くの菌種を比較するメタゲノム解析が可能となって莫大な量の腸内フローラの解明が進んできました。

ヒトの糞便には実に1000種類以上、糞便1グラムあたり約1兆個の細菌が棲みついており、また、ヒトの大腸内に棲息する細菌の全重量はなんと約1・5キロにも達すると推定されています。

ただし、最近の研究では、一個人の有する腸内細菌の種類は100種類くらいで、糞便中の細菌数は以前にいわれていた100兆個ではなく、人体の細胞数34兆個よりは多いのですが、37〜40兆個と報告されています。

腸内細菌には、善玉菌と悪玉菌があるといわれてきました。善玉菌とは人体に対して有益な働きをする菌で、「ビタミンKなどのビタミンを合成する」、「ヒトが消化できない食物繊維を消化して消化吸収を補助する」、「酢酸・酪酸などの短鎖脂肪酸をつくり、エネルギー源となる」、「免疫を刺激して感染防御能を向上させる」、「悪玉菌の増殖を抑制して病気の発生を防ぐ」などの働きをします。代表的な善玉菌としては、乳酸菌やビフィズス菌があります。

それに対して、悪玉菌は人体に対して有害な働きをする菌です。「腸粘膜を脆弱にして腸内細菌を体内に侵入させやすくする」、「主にたんぱく質を腸内で腐敗させ発がん物質などの有害物質を作り出す」、「細菌毒素を産生して潰瘍や炎症を惹起する」、「ガスを大量に発生させ腹痛を起こさせる」などの悪さをします。

代表的な菌としては大腸菌、ブドウ球菌、ウェルシュ菌、ディフィシル菌などがあげられます。ただし、大腸菌、ブドウ球菌やディフィシル菌の中には無毒な菌もあり、すべてが悪玉菌とはいえません。

高齢者の腸内細菌は変化している

100歳以上の長寿者、63～76歳の高齢者、25～40歳の若年成人の腸内フローラのメタゲノム解析が行われた結果、長寿者では腸内細菌の多様性が減少し、病原性菌を含む細菌群が増加し、乳児期の子どもの腸には多量に存在するビフィズス菌が著しく減少していたという報告が最近なされました[1]（図1）。これは、1980年代にわが国の腸内

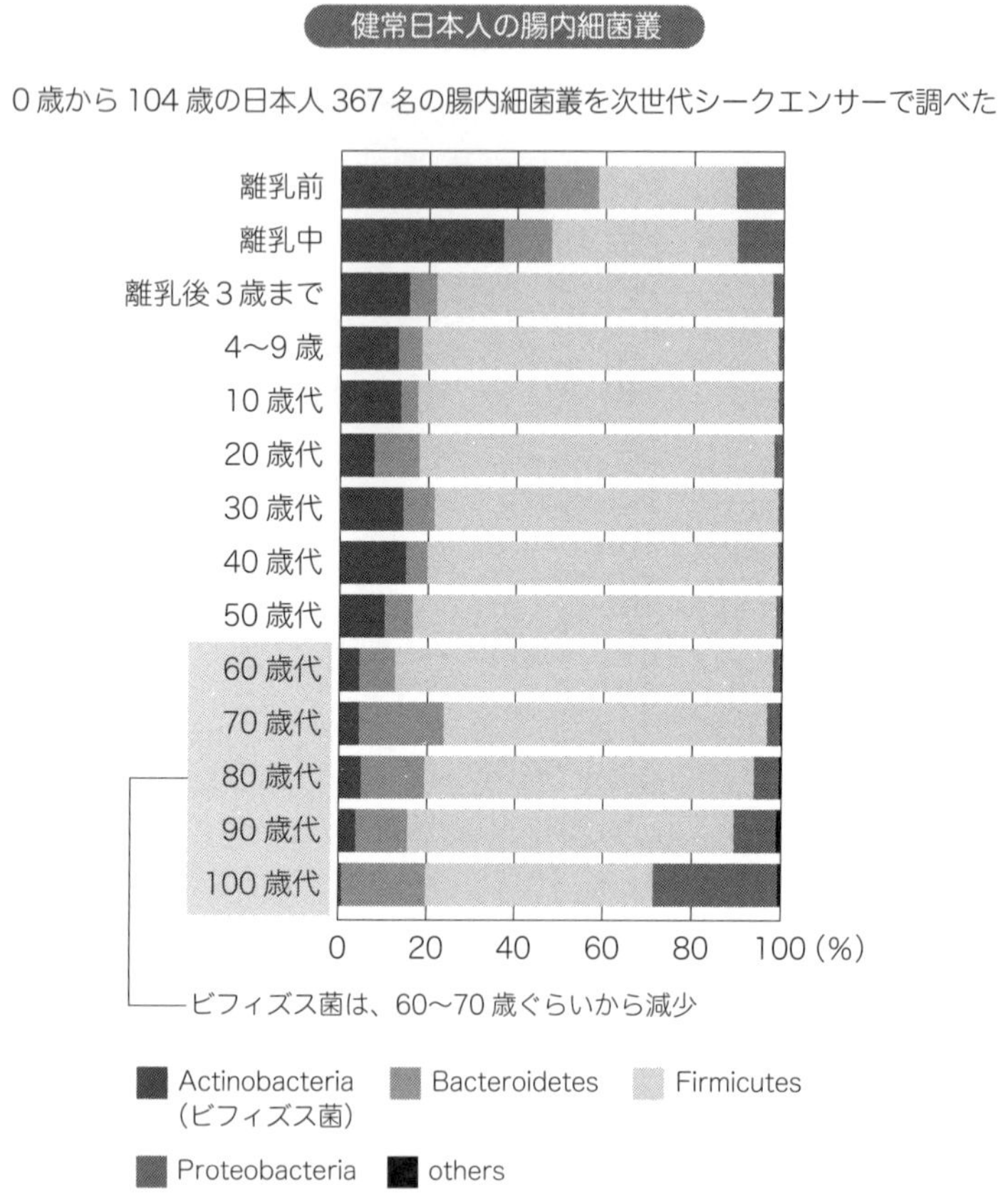

0歳から104歳の日本人367名の腸内細菌叢を次世代シークエンサーで調べた

図1　年齢による腸内フローラの変化[1)]

細菌学のパイオニアである光岡知足[2]が細菌培養法で行った、老人になるとビフィズス菌の数が減少し、かわりに病原性菌が増加するという研究結果とほぼ一致するものです。

腸内細菌は病気や肥満・やせの原因となる

腸内フローラの遺伝子学的解析の進歩によって、潰瘍性大腸炎やクローン病という炎症性腸疾患をはじめ、過敏性腸症候群、非アルコール性脂肪性肝炎、大腸がんなどの消化器疾患、そして糖尿病や肥満、動脈硬化、アレルギー、慢性関節リウマチなども腸内細菌がその発症や病態に関与していることが明らかになりました。炎症性腸疾患や過敏性腸症候群では、下痢や便秘などの症状が起き、特に高齢期ではこれによる「やせ」も大きな問題となります。

さらに、多発性硬化症やパーキンソン病、自閉症やうつ病、神経性食不振症（過食症、拒食症）などの神経変性疾患や精神疾患にも関係があるのではないかともいわれてきています（図2）。これは、健康な人の腸内フローラと比べ、これらの疾患を持つ人の腸

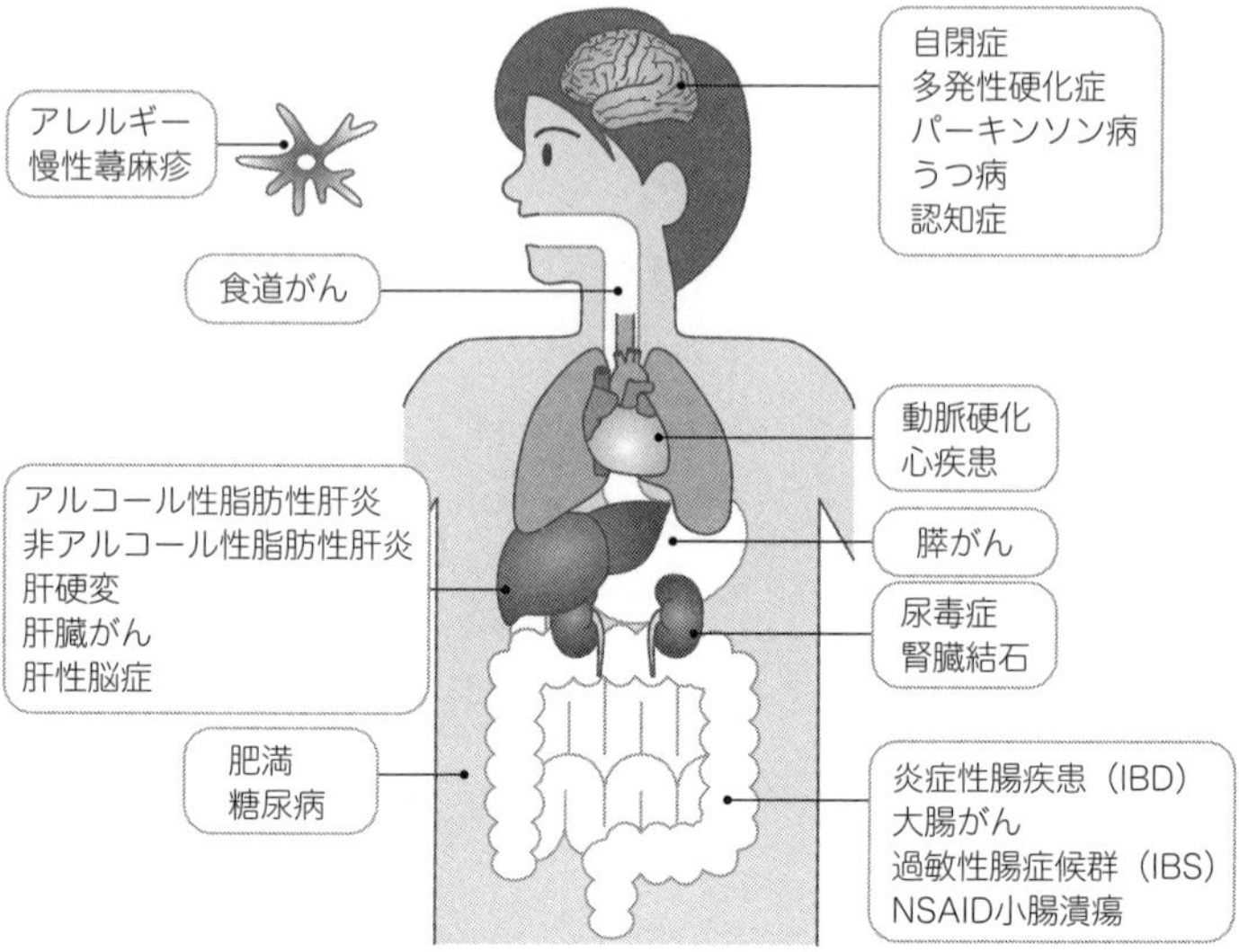

図2　腸内細菌が関与すると考えられている病気や病態

内フローラは異なっていて、乱れているということがわかったからです。

この腸内フローラの乱れを、専門用語で「ディスバイオーシスdysbiosis」といいます。この乱れは、当初病気の結果ではないかという学者もいました。しかしその後、無菌にすると病気が起こらなかったり、無菌動物に病気の腸内フローラを移植するとその病気が出たり、さらには、健常な人の便を用いて糞便移植を行うと、偽膜性腸炎などの病気が治ったりすることから、この腸内フローラの乱れが病気の原因であることが認められるようになりました。

もちろん、腸内フローラの乱れのある人のすべてが病気になるわけではありません。その人の体の状態により、発症したりしなかったりします。これは、胃にピロリ菌が感染しても一部の人しか胃潰瘍や胃がんにならないことと同じです。

肥満は、糖尿病や高血圧の原因の一つであることは明らかです。この肥満が伝染するといった衝撃的な論文が、2006年にアメリカの微生物学者ゴードン博士らによって報告されました。肥満マウスとやせ型マウスの腸内フローラを無菌マウスに移植したところ、同じ食餌を与えても肥満マウスの腸内フローラを移植した方が体重が多くなることがわかったのです。

この時、腸内フローラでは、ファーミキューテス門（Firmicutes）が増加し、バクテロイデス門（Bacteroidetes）が減少するといったディスバイオーシスが起きていました。その後、ヒトの肥満でも、同様のディスバイオーシスが確認されています。

一方、動脈硬化の危険因子として高コレステロール、喫煙歴などのほかに、歯周病菌、ピロリ菌、クラミジア菌などの細菌感染があることがわかってきました。最近の報告では、腸内細菌が作用して動脈硬化に関与するトリメチルアミン－N－オキシド（TMAO）という物質が肝臓で作られているという報告がされています。また、これに対して抗菌薬を投与したところ、腸内細菌が減少し、動脈硬化が抑制されたという動物実験での報告も出されています。

腸内細菌と脳腸相関

脳腸相関とは、主に神経系が介在して脳と腸管が互いに連絡しあい、それぞれの機能に影響しあうことです。たとえば、脳でストレスを感じると腸管運動が亢進して下痢になったり、食後に腸管が膨張することで腹痛・腹満感を感じること、直腸に便が充満するとその刺激が迷走神経を通じて脳に行き排便運動が起こるといった、脳と腸の双方向通信（クロストーク）を脳腸相関といいます。近年になり、この脳腸相関に腸内細菌が関与していることが明らかになってきました

良好な腸内フローラを守るには？（図4-A）

それでは、いろいろな病気のもととなる腸内フローラの乱れ（ディスバイオーシス）を直すためにはどうすればよいのか。答えは簡単ではありません。というのは、腸内フローラの状態に影響を与えるのは、食事、抗菌薬などの薬、サプリメント、ストレスなど多岐にわたるからです。

一般的には動物性脂肪、赤身肉（鉄分が多い）、過剰な砂糖、低繊維食などは病原性の腸内細菌を増やすといった結果が出ています。また、同じ脂肪でも魚油にはそういった作用はなく、かえって善玉菌を増やすことも報告されています。

さらに、単糖が数個結合した低消化性のオリゴ糖は、乳酸菌やビフィズス菌といった善玉菌を増やすと言われています。

劇的に腸内フローラを変えて、ディスバイオーシスを整える手段として、抗菌薬投与や糞便移植が行われています。順天堂大学の石川大氏らは3種類の抗菌薬を併用投与で（AFM療法）、腸内細菌を殺菌して腸をクリーンにして、健常者の糞便を移植するとい

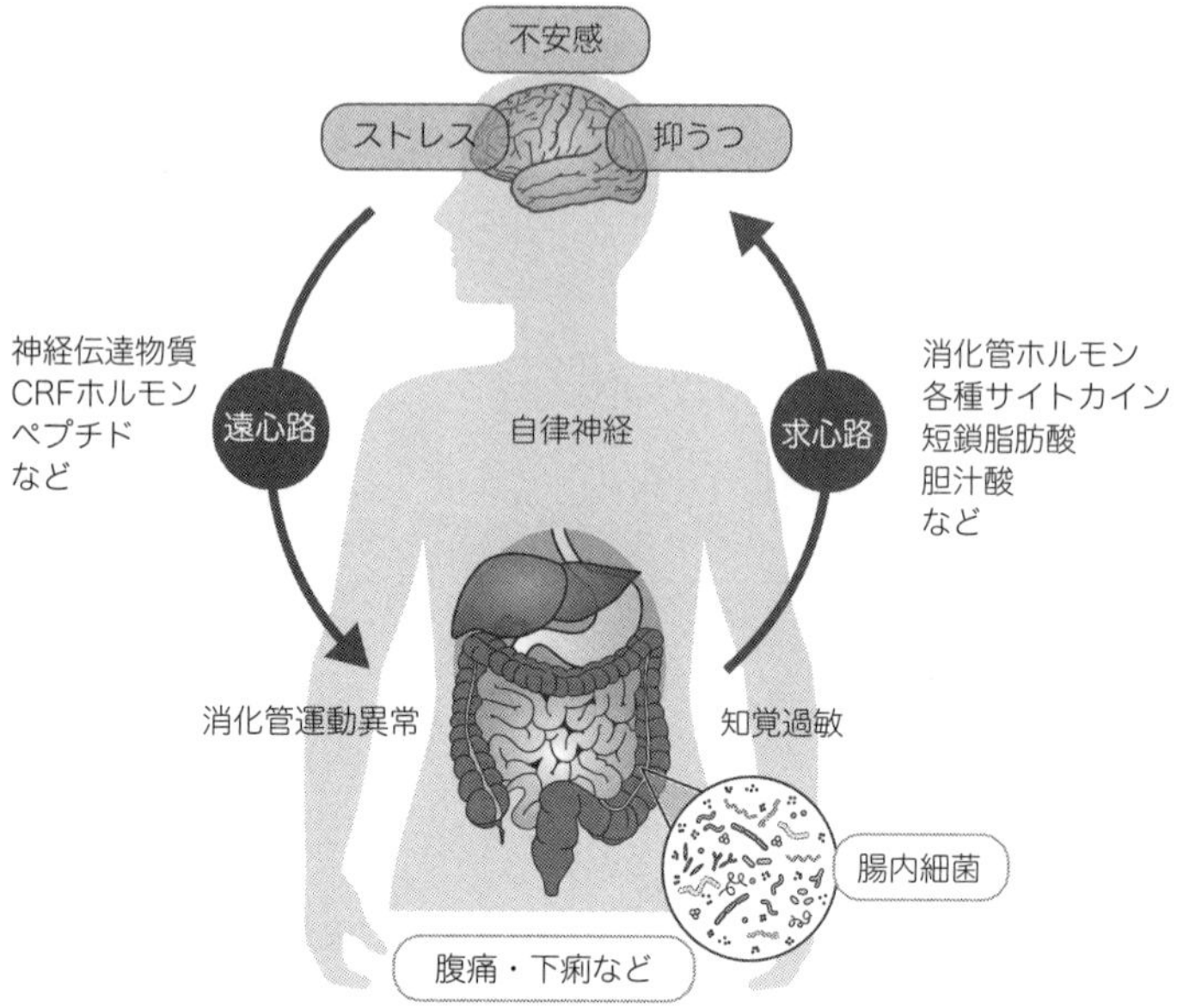

図3　脳腸相関の概念図[5)]

（小林洋大ら、化学と生物　2019;57:472－477より引用改変）

う方法で難治性の潰瘍性大腸炎を治療して良好な成績を報告しています（図4-B）。ただし、これらは医療行為であり一般的ではありません。

動物性脂肪や肉食を避け、魚を食べるということは日本食に通じることでありますから、腸内フローラを整えるため

A　腸内フローラを整える

万病のもとは腸内フローラの乱れ
ディスバイオーシスdysbiosis

↓

ディスバイオーシスdysbiosisを整える
プロバイオティクス（乳酸菌、ビフィズス菌など）
抗菌薬
糞便移植
食事を変える（和食：低脂肪、高繊維食）

↓

健康の回復と病気の予防に

B　3種類の抗菌薬を併用投与で（AFM療法）腸をクリーンにして
健常者の糞便を移植

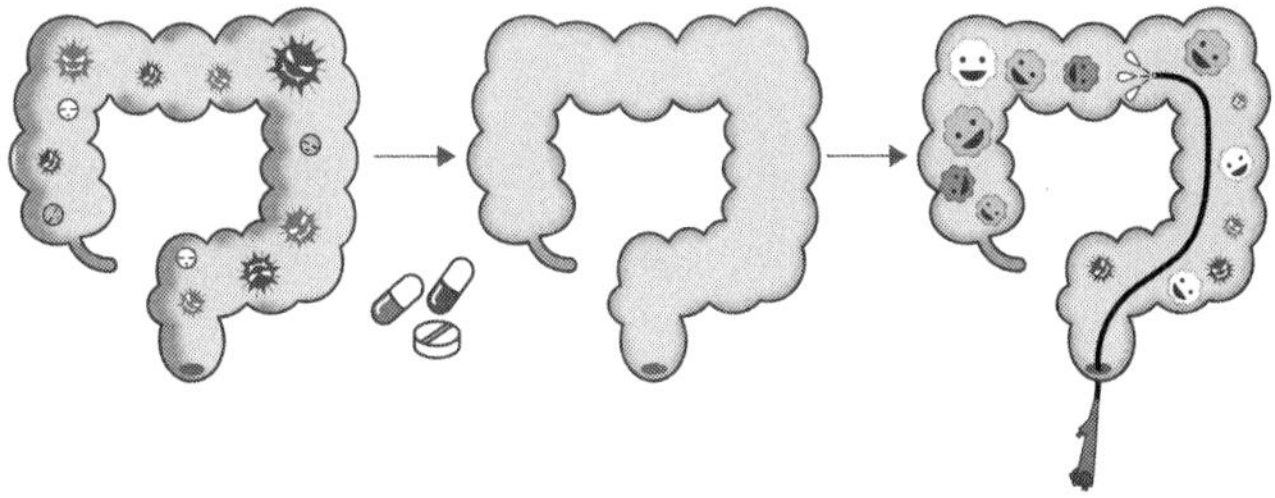

図4　難治性潰瘍性大腸炎に対する健常人糞便移植療法
(Ishikawa D et al. Inflamm Bowel Dis. 2018;29;24:2590-2598)

に和食がお勧めということになります。

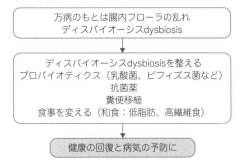

しかし、高齢期にはたんぱく質の摂取量が減り、低栄養（栄養障害）も問題となります。やせの傾向がある人は、鶏、牛、豚など食肉も適量を摂取することが必要です。

体に良い菌をプロバイオティクスといいますが、プロバイオティクスとして多くの乳酸菌やビフィズス菌がヨーグルトや飲料として販売されています。1本に100億～400億個が入っているといわれていますが、1500兆個もある腸内フローラに入ったとしてもごく僅かにすぎませんし、かつ胃酸で死んでしまう菌もあります。

しかし、ヨーグルトを食べると長寿になり、健康によいことは太古の昔から言われています。では、なぜ効くのか？　ですが、それは微量でも腸内に入って免疫を適度に賦活（活性化）したり、腸管粘膜の防御機構を強化したり、腸管運動をコントロールする作用があるからです。

ただし、腸内フローラは個人差が大きいことから、自分に合ったヨーグルトや乳酸菌飲料を選ぶことが大切です。

●**大草敏史、佐藤信紘**　順天堂大学大学院腸内フローラ研究講座 特任教授

第4章

これからの高齢者医療

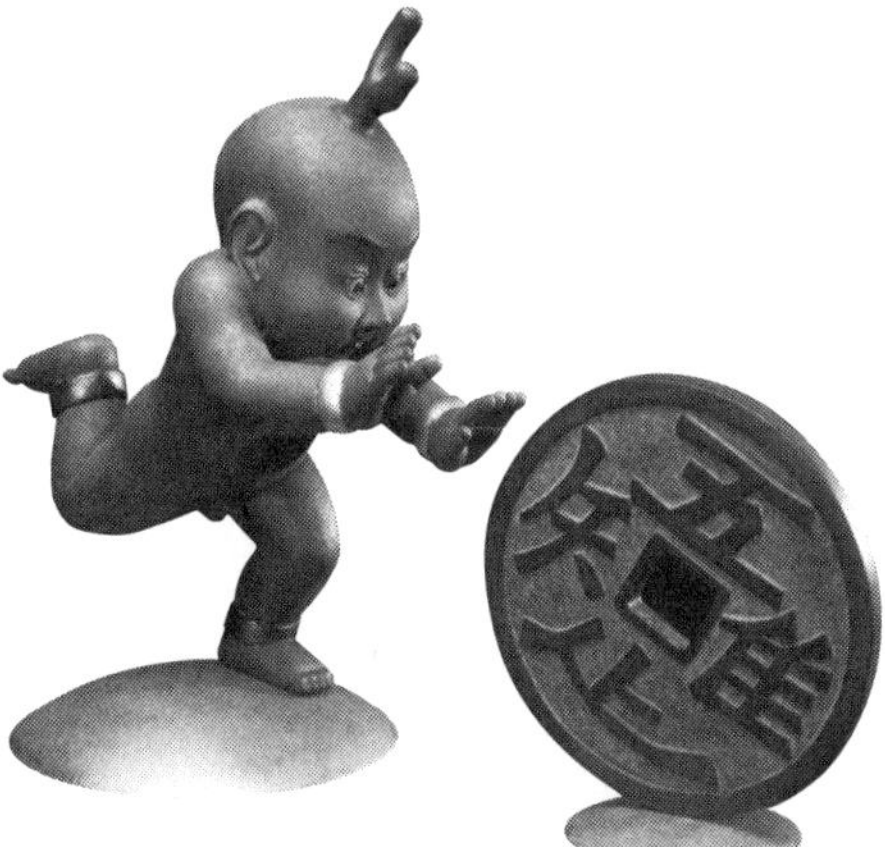

「禄童子」

4-1

幸福寿命への道筋

――骨格筋の診療と研究から

高齢者の病気の特徴を熟知した医療人材の育成

高齢化率が25％を超え超高齢社会となった日本では、高齢者の病気の特徴を理解し、高齢者医療の現場で活躍する多様な医療人材の育成が必要とされています。そこで順天堂大学では、大学院医科学研究において、老化を学ぶ選択コースを設置しています。

このコースでは高齢者の生理学的、身体学的、心理的特徴を学びます。各論として、高齢者の循環器や呼吸器など心肺機能の重要課題を学び、さらに視覚、聴覚刺激などインプットの質の低下と脳の老化について考え、健康な脳を支える知覚刺激と運動器科学との関連性を学びます。

また、高齢者のＱＯＬに大きな影響を与える心の問題（うつ病）と認知症、痛みの制御に焦点をあてた、いつまでも動けるからだづくり、寝たきりゼロ社会に貢献する人材

表1　高齢者の病気の特徴[1)]

● 一人で多くの病気をもっている
● 個人差が大きい
● 同じ疾患でも若年者の場合と異なる症状を示す
● 負荷時に見られる潜在的機能低下がある
● 慢性の疾患が多い
● 薬剤に対する反応が若年者と異なる
● 生体防御力の低下によって疾患が治りにくい

（折茂肇編：老年病研修マニュアル（Medical View社, p.17）を改変）

表2　高齢者医療の特徴[1)]

● 主訴がいくつもある
● 主訴の表現もずばりといかない、うまく解釈する必要がある
● 不特定の訴えが多い
● 後期高齢者になると平均８つ以上の訴えがある

の育成を目指しています。筆者は、このコースでの教育と、神経内科で筋疾患を専門とした診療を行っています。

このような背景のもと、本稿では、高齢者の幸福度と大きく相関すると思われる身体能力を、筋肉の機能を維持するという観点から述べたいと思います。

表１、２に示したとおり、高齢者の病気には特徴があり、同じ病気でも若い人とは違った症状を発現します。加齢によって発症リスクが高まる病気が多いた

め、高齢者は一人でいくつもの病気をもつことが多くなります。そこで主訴も一つではなく、さまざまな訴えの中から何が起こっているかを整理し、解釈していく必要があります。

薬剤に対する反応も異なり、潜在的な機能低下があるために、同じ症状が起きても若い人とは同じ経過をたどらないことがあります。年齢とともにこうした個人差は大きくなるため、医療だけでなく「腸の調子をよくするには食物繊維をたくさん摂るといい」というような健康法も、ときにはビフィズス菌が減少した高齢者にはあてはまらないこともあります。

筋疾患診療現場の変化

筋疾患は、国内外で歴史的に神経内科にて診療を行ってきました。筋疾患とは、筋力が低下したり、筋が萎縮する病気のうち、神経系（神経筋接合部を含む）に異常を認めない病気をいいます。

その診療の中心は、いわゆる難病と呼ばれる疾患で、進行性筋ジストロフィーのような遺伝性疾患や多発筋炎、皮膚筋炎といった炎症性疾患などが占めていました。しかし、超高齢社会を迎え、紹介されてくる患者さんが多様化しているのを実感しています。たとえば、80年代後半には、「封入体筋炎」という病名を聞いたことはありますが、実際には診たことはないという実感でした。しかし社会の高齢化に伴い、最近では、比較的多く診断するようになっています。

封入体筋炎とは、筋のアルツハイマー病ともいわれる疾患です。骨格筋が萎縮し、アルツハイマー病の原因とされるアミロイドベータや筋萎縮性側索硬化症（ALS）の発症にかかわる重要因子として注目されるTDP－43など、脳に異常蓄積するたんぱく質が筋に蓄積します。まず大腿四頭筋（太もも前部の筋肉）の筋力低下から立ち上がる、階段を昇降するなどが困難になり、手指・手首の屈筋の筋力低下、嚥下困難などが起こります。これらの筋力低下や嚥下障害は進行性で、加齢がリスクとなる疾患の一つです。

さらに、かかりつけ医によりこれらの筋疾患を疑われ、当院に紹介されてくる患者さんの中に、筋疾患に特徴的にみられる状態とはいえず、サルコペニアやフレイルなどの加齢性変化が原因である方が多くみられるようになりました。

ある意味では病的でなく、生理的老化、いわゆる足腰が弱ったという状態により「立つ」「動く」ができなくなっている高齢者と、筋疾患患者を鑑別する必要が出てきたと感じています。

サルコペニアやフレイルは、遺伝性や炎症性筋疾患とは異なり、予防することができ、また栄養や運動などにより回復も可能であると考えられます。そこで、これからの高齢者医療にかかわる医療者は、表1と2に示したような「高齢者の病気の特徴」と「高齢者医療の特徴」を理解し、このような状況を見分けて生活の指導をすることが大切です。

疾病生成論から健康生成論へ

「疾病生成論(pathogenesis)」とは、危険要因(リスクファクター)に焦点を当て、その軽減・除去を目指す考え方です。これまでの医療者の立場はどちらかというと、この疾病生成論に基づいていたといえます。

表3　疾病生成論と健康生成論―医療者の役割は？

- 疾病生成論(ハソジェネシス、pathogenesis)は危険要因(リスクファクター、risk factor)に焦点を当て、その軽減・除去を目指す。
- 健康生成論(サルートジェネシス、salutogenesis)は、健康要因 (サリュタリーファクター、salutary factor)に着眼し、その支援・強化を図る。
- 人間の健康を守る営みにとって両者は相互補完的である。

一方で、「健康生成論(salutogenesis)」は、健康要因 (salutary factor)に着眼し、その支援・強化を図る考え方です。人間の健康を守る営みにとって、両者は相互補完的であり、これからの医療者は健康生成論に基づく行動変容を求められているといえるでしょう。

高齢期に増加する生活習慣病の治療では、医療者は疾病生成論から健康生成論に基づく視点が重要です。

たとえば、糖尿病（2型糖尿病）は、メタボと関連し加齢がリスクとされる病気の一つですが、骨格筋を起点として進展するという考え方があります。

骨格筋とは姿勢を保ち、全身を動かしている筋肉で、日常生活を送る上で欠かせない臓器です。しかし高齢になるにつれ、多くの人は活動の幅が狭くなり、また関節の痛みなどで「動かない」「動かさない」ことで筋力低下、すなわちロコモティブシンドロームやサルコペニアが起こります。

すると耐糖能が低下し、血糖値が上がりやすくなり、糖尿病の発症リスクと重症化リスクが高まり、治りにくくなります。また、最近では、糖尿病患者では同じ筋量でも筋力が低いという、筋肉の質の低下が起きていることがわかってきました。[2、3]

糖尿病患者に生じる骨格筋の筋力低下は、全身のフレイル（虚弱）となり、寝たきりの原因となります。そこで「健康生成論」の考え方により、全身のフレイルが起こる手前で「ロコモ」の概念を念頭に骨格筋のケアを行うことが、糖尿病の改善に役立つというこことなのです。

本学では、医学とスポーツを融合したスポートロジーという新しい学際領域を立ち上げ、人間の健康を守る試みに取り組んでいます。

老化を制御する液性因子の発見

老齢マウスと若年マウスの血流を共有する「並体結合」（パラビオーシスといいます）

を行うと、老齢マウスの組織や臓器が若返り、若年マウスの組織、臓器の老化促進が起こるという実験があります。このことから、血中を循環する液性因子（血液成分）には、組織、臓器の老化を制御する可能性のあることが示されています。

最近、加齢で減少するタンパク質の一種を若いマウスから取り出し、老齢マウスに注入すると、寿命が延びることが日本の研究でわかりました。(4、5) 臓器同士が会話をする「臓器連関」という考え方も、このような液性因子の存在により、理解しやすいものとなってきました。

運動による認知症予防や腸内フローラの制御による認知症予防の可能性など、サイエンスが夢を証明していく研究が次々と成果をあげています。

脳の老化と筋の老化のケアの必要性

日本の老年医学は、近年、著しく変化しています。

90歳の方に手術を行った場合の離床後のリスクはどうなるのか、80歳までの診療を見据えていた時代の医療者が経験した医学・医療の理解やこれまでの統計は、超高齢者には通用しなくなってきたともいえます。

また、高齢者に多くみられる多剤併用への慎重な検証も必要です。

一方で、95歳でも現役寿命を全うされている方が、医療に対してとても高い希望を託しておられるときどうしたらいいか。これまでの経験や統計では難しくても、こうした〝個人の望み〟に対し、オーダーメイドで診療の限界を議論する必要も出てきています。

脳の老化と筋の老化は、双方向性に呼応していると考えられます。医療者は患者の脳力、筋力を検証しつつ、積極的治療を選択していくことが必要になってきました。

代表的な筋疾患の一つであるパーキンソン病は、年齢が上がれば上がるほど頻度が増し、100歳では10人に1人が罹患するとされています。しかしパーキンソン病でも、運動は発症リスクを減らすというデータが出始めています。

関節や筋肉の機能を維持してロコモを防ぎ、「立つ」「歩く」をいつまでも行える体でいることによって、高齢期の他の病気を誘発しにくくなり、脳梗塞なども起こりにくくなっていくのではないかと推察されます。

先端的治療と同時に脳と骨格筋のケアを行うことで、個人の望みが叶う、幸福寿命、ハッピーエイジングが成り立つと思われます。

〝女子力〟がもたらす超高齢・幸福寿命社会

文科省、国の「寝たきりゼロ」を目指すという要請もあり、高齢者医療のあるべき姿は、平均寿命と健康寿命が近づくことにあります。しかし、頑張って自立して生きていこうとしても、病気になったり老化がすすんで介護状態になるということは、誰にでも起こります。

そこで、筆者の心の中には「何らかの病気や要介護の状態にあり、不健康とされる期間（状態）であっても、幸福に過ごすにはどうしたらいいか」という気持ちが常にあります。

特に、生物学的に骨格筋の肥大は雄（オス）に優位であり、女性は加齢に伴って筋力低下しやすくなります。生命的な寿命は女性が非常に高いものの、平均寿命と健康寿命との差は男性よりも長い。つまり女性は、不健康寿命が長いのです。

しかしながら、日常診療の場面でもよく見聞きするのは、杖をついてでも外に出かけていき、人に会うことを喜び、誰かに親切にすることを楽しんでいる高齢女性たちの姿です。

「孫にご飯を作ってあげる」とか「近所の誰それさんのために……」と、女性の中には、高齢になって動く力が衰えても家族やご近所などいくつかのグループと関わりをもてる人がたくさんいます。

そういう女性たちを見ていると、たとえ筋力が弱っても活きる力を発揮していることを実感します。人との関わりが、体が衰えても幸福感を維持できる源の一つになっていると感じることができるのです。

それはまさに「女子力」といえます。「元始、女性は太陽であった」という平塚らいてうの言葉が示しているのは、このように隔たりなく集い、会話し、自分が楽しみ、周囲を喜ばせることのできる〝女子力〟でもあるのではないかと思うのです。

男女ともに、このような人は「動き、楽しみ、人を喜ばせる」という幸福寿命を享受するという意味においては、現役だといえるでしょう。

日本の老年学は、老化によって病気になることを主眼に研究してきたといわれます。そこから、肌の衰えを防ぐなど、あらゆる老化現象を止めるアンチエイジングという概念が広がってきました。「ハッピーエイジング」のジェロントロジーは、それをさらに延長させて、「できる限り最後まで動いて、みんなと楽しむ」ということをすすめようというものです。

超高齢社会のあるべき姿は、健康寿命が延び平均寿命により近づくことなのですが、これからはさらに人生の「充実度」「満足度」から、包括的な概念である「幸福度」にも目を向けるべきと考えます。

誰もが健康寿命の延伸を目指しながら、たとえ動けなくなったときにも、女子力のような活きる力を駆使し、自分も相手も楽しんで、幸福寿命と現役寿命を全うする。これも、ハッピーエイジングが目指す生き方であるといえるでしょう。

●平澤恵理　順天堂大学大学院医学研究科 老人性疾患病態治療研究センター 教授

4-2

自宅で受ける高度な医療
――オンライン診療

老化の4つの特徴と認知症の問題

1962年、生物学者のストレイラーは老化について次のような定義を唱えました。

【普遍性】全ての生命体に起こり、避けて通ることはできない
【内在性】あらかじめ遺伝的に内在し、成熟後に発現し、環境因子の影響を多少受ける
【進行性】時間とともに進行し、一度起きたものは不可逆的である（後戻りできない）
【有害性】起こる現象は機能低下を伴い、生体にとって有害でしかない

こうした老化により、体の機能に起こる変化には、予備力（ストレス耐性）の低下、恒常性維持機能の低下、防御機能の低下、回復力の低下、適応力の低下などがあり、これらがさまざまな臓器・感覚器、神経・免疫機能で起こってきます。

老化が進んだ姿として多くの人がイメージするのは、背が丸くなり、頭が下に垂れて

（頭の重さに耐えられない）、膝や腰が曲がり、枯れた細い体になり、食が細くなり、食事中にたびたびむせることがあり、病気にかかりやすく、杖を突いて歩く、人と会ったり外出を億劫がる…といった姿でしょう。

２０１９年末中国から世界中に拡散した新型コロナ感染症（COVID-19）も、高血圧症や糖尿病、腎臓病、呼吸器疾患などの基礎疾患を有する人や高齢者において高い死亡率であることが報告され、免疫防御機能の低下が指摘されました。

高齢者にとって大きな問題である「認知症」は、精神心理機能の低下が主たる症状ですが、その原因は老化だけでなく、動脈硬化・脳梗塞などの脳血管系の病気も関係しています。また、肥満、高血圧、脂質異常症、糖尿病、動脈硬化などの生活習慣病は、認知症と関連していることが報告されており、特に糖尿病や肥満はアルツハイマー型認知症の発症リスクを2倍に高めるといわれています[1]。また、腎機能が低下した症例では、認知症が高率に認められます[2]。

認知症は、初期には「人の名前が思い出せなくなった」など、老化による物忘れと区別がつきにくい段階です。しかし、一般的な老化では物忘れの進行が極めてゆるやかなのに対し、認知症は進行性で、完全に記憶が抜け落ち、判断力が低下し、さらに進行すると時間、季節、場所、人物などがわからなくなります。

今日の日付が出てこなかったり、通い慣れた場所へ行けなくなったり、知っているはずの人を見ても誰だか思い出せなくなるという「見当識障害」も認められるようになります。段取りや計画が立てられなくなったり、家電や自動販売機などが使いこなせなくなり、日常生活が徐々に困難となっていきます。

人の顔や遠近感がわからなくなったり、知っている音を聞いても何の音かわからなくなったりする「失認」や、「聞く・話す・読む・書く」ができない「失語」状態、それまでできていた服の着方を忘れて洋服が着替えられなくなる「失行」が出現します。

老年医学における認知症は、こうした症状によって日常生活の不便・支障をきたすようになり、さらに生活の乱れが病気そのものを悪化させるという悪循環により進行していく病態なのです。

そこで、この悪循環を断つには、高齢者に対する医療が身体的な治療に終始せず、生活全体とその人の社会的な立場を含めた「全人的」な介入であることが重要です。

医療・看護的な介入によって病気の進行を抑制するだけでなく、社会学的な介入によって老化しても失われない好奇心や創造性を尊重し、その人の持つ能力を最大限に発揮しつつ齢を重ねるシニア人材に導くことが望まれています。

ジェロントロジーは高齢者医療の何を変えていくか

1999年、世界保健機関（WHO）は、高齢化や高齢者に関して次のような、打破すべき通念や神話があるとしました[3]。

①ほとんどの高齢者は先進国に住んでいる。
②高齢者は皆同じである。
③男性も女性も同じように年をとる。
④高齢者は虚弱である。
⑤高齢者は何も貢献できることはない。
⑥高齢者は社会に対する経済的な負担である。

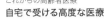

これらの思い込みを取り除くことによって、高齢者は社会にとって有用な資源であり、年齢による差別をやめ、高齢者に対し適切な医療と健康増進教育を行い、世代間の連帯を強化することなどによって、活力ある高齢化を実現できると示しました。[3]

ストレイラーが示したように、人は誰でも老いとともに身体機能が衰えます。しかし、精神や知恵の面では老化とともに獲得するものがあるのです。これを老年学では「生涯発達理論」といい、老化によって失うものを精神面や能力の円熟で補いながら、生涯成長を続けていくことが可能であるとしています。

そうした、新たに獲得できる資質を活かすことで、年齢に関係なく個人の持つ能力を最大限に発揮し、生活の自立と社会への能力発揮を探求することができます。このことは、超高齢社会における社会のニーズとなってきているわけです。

「ジェロントロジー（老年学）」は老人学、加齢学とも表現されています。老年学は老年医学と隣接した分野ですが、老年医学が高齢者の「健康」の研究に限定されているのに対し、老年学では、序章で述べましたように高齢者の健康と福祉、社会参加、衣食住とその条件整備、年金、メンタルケアなどを広く守備範囲とした研究分野です。

老年学において遠隔医療が果たす役割

年齢とともに老化による機能低下が不可逆的に進んでいく中でも、自分の持てる能力を発揮して豊かで自立した生活を行うためのツールとして、遠隔医療の役割も注目されています。

日本遠隔医療学会は、遠隔医療を「通信技術を活用して離れた2地点間で行われる医療活動全体」と定義しています(4)。

具体的には、オンライン診療や遠隔医療相談など医療を受ける利用者（患者）から、インターネットのテレビ電話やソーシャルネットワーク（SNS）を介して心身の状態が伝送され、かかりつけ医がそれを音声や画面を通じて判断し、療養支援を行うものです。

まず、遠隔医療にはわざわざ病院まで出向かなくても診療を受けられるという体力的なメリットがあります。また、今いる場所と医療機関のネットワークがつながっていることで医師に直接データを見てもらえて、いつもかかりつけ医とつながっているという

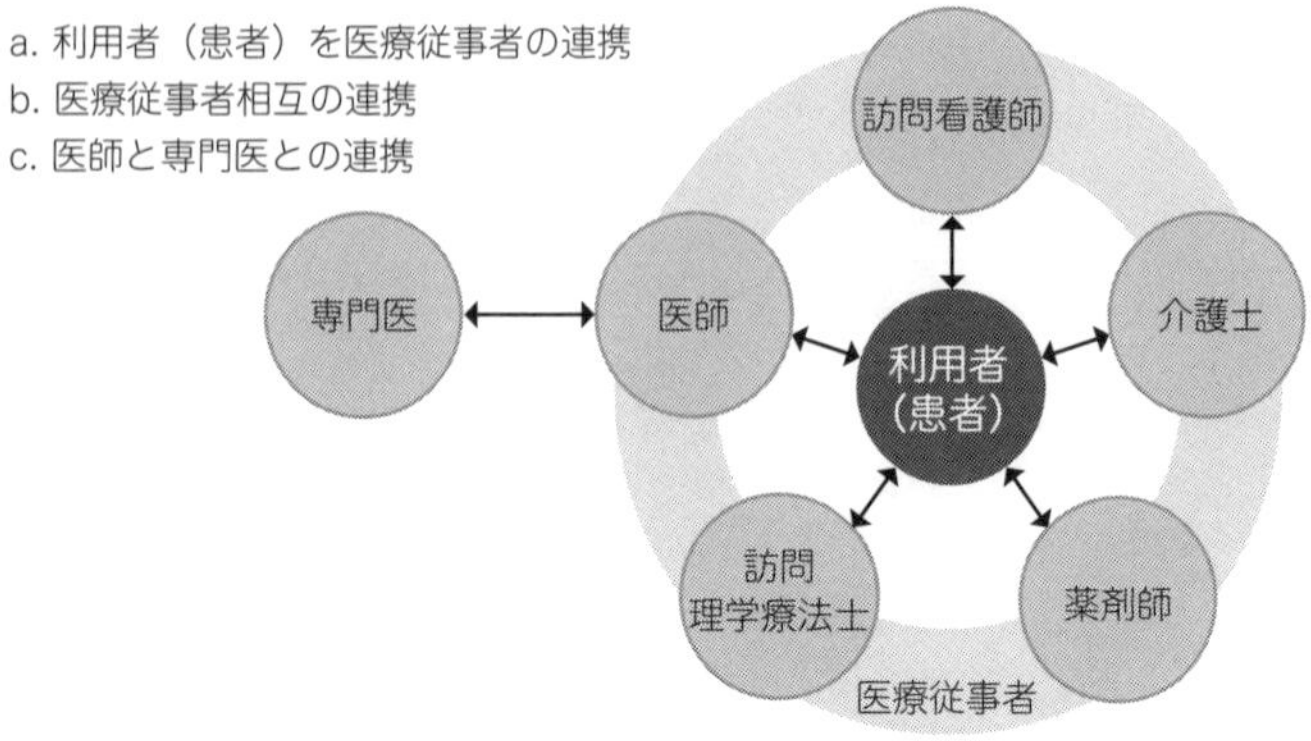

図1　遠隔医療に携わるさまざまな職種のネットワーク

精神的な安心感を得られることもメリットです。

厚生労働省「国民生活基礎調査」においても、高齢者を含む世帯では「単独世帯」や「夫婦のみの世帯」といった構成が増加しています。日常生活の中ではどうしても、高齢者が自分で移動せざるを得ないケースも増えています[5]。

移動についての調査では、無理なく休まずに歩ける距離について「100メートルまで」とする人が高齢者全体の1割であり、75歳以上では17%に及びます。また、自宅から駅やバス停までの許容距離として5分未満の数値を挙げる人が2割との調査結果があります。高齢者の歩行速度を毎分約60～70㍍程度としますと、距離的には300～350㍍未満となります。

高齢者の外出率は、若・壮年者と比べて低く、外出頻度で見ると、「日用品の買い物」「食事・社交・娯楽」の頻度が高い一方で、「通院」の頻度は月3回程度でした。

外出する際の障害として、「段差や傾斜・歩道の狭さ」といった環境を指摘する人が最も多く、高齢者は若・壮年者よりもバス利用率が高い傾向にありました。高齢者は、公共交通機関を利用して生活のための移動を行っているという実態なのです。

こうした現状を踏まえると、高齢者の身体機能を考慮した利便性の高い公共交通機関の確保はもちろん必要ですが、移動が困難な場合の在宅医療が充実していくことは非常に重要です（図1）。

遠隔医療とICTの進化

山間地域や離島だけでなく、都心であっても高齢者のように身体的な移動が困難なケースに対して遠隔医療はすでに成果を上げています。

特に在宅医療では、医師・看護師だけでなく、介護ヘルパー、薬剤師など医療従事者が多職種で関わり、チーム体制で利用者を支援することが必要です。そこで遠隔医療も、利用者と医療従事者の連携だけでなく、医師と看護師や薬剤師の連携や、専門医同士の相互連携も必要になります。

そこで、これら多職種連携により、利用者の心身の状態やどのような支援が行われたかを共有し、より包括的かつ効率的な介入を行っていくために、共通した記録（カルテ）・メッセージ、さらにスケジュールの運用を管理するシステムが必要です。

遠隔医療の提供には、近年のＩＴ機器、８Ｋや４Ｋの高精細カメラや５Ｇという高速大容量の通信ネットワークなど、通信環境の整備等の目覚ましい発達が大きく寄与しています。

パソコンやタブレット、スマートフォンで、鮮明な動画を撮影しスムーズにその情報を送信できるようになったことで、時間的・空間的の隔たりの問題を解消し、さらにこれらの機器に体の状態（体重、血圧、脈拍、体温、睡眠状態、身体活動、心電図等）を測定・記録する機能が付与されたことで、より詳細でリアルな体調・生活の状況を医療従事者が把握できるようになりました。

画像診断や病理診断については、ＡＩが積極的に利用されています。

こうした技術の進歩により、対面診療とオンライン診療の質的な格差が軽減し、利用者により安心なオンライン診療を提供できる環境となっています。

最新のテクノロジーを活用することで、診察室以外の日常生活でのバイタルデータを収集・管理でき、データをもとにより的確な診療が提供できます。

また、在宅のモニタリングは、ナースコールや見守り監視も可能となります。これらの在宅でのモニタリングによる体調変化の早期発見・診断が可能になることで、不要な入院を減らすことが期待されます。

現在の医師と患者をつなぐ代表的なオンライン診療システム・アプリには、「診察予約」「ビデオ通話」「処方箋の発行」「薬の配送」「クレジット決済」「高精細画像・映像」「ヘルスケア機器との連携」などの機能が包括されています。

特に、医師同士の遠隔による連携は、日本における医師不足と医師の偏在を軽減する

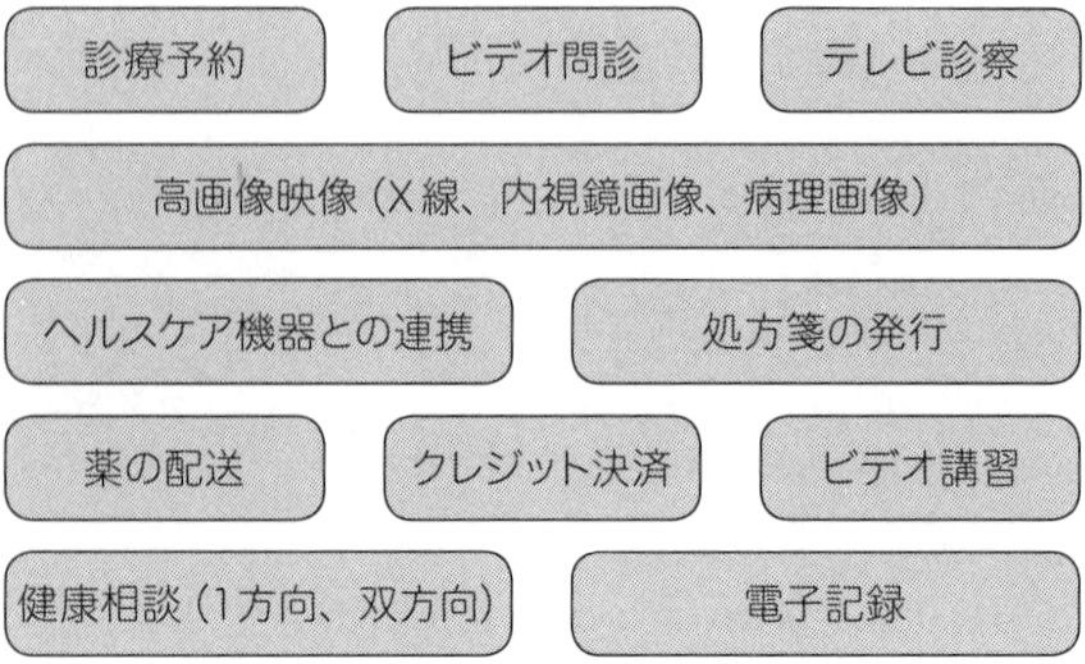

図2　代表的な遠隔診療システムの機能

上で有用な対策として期待されています。具体的には、遠隔病理診断や遠隔画像診断、専門医への遠隔コンサルテーション（症例検討会や、先進医療の相談）などが現在積極的導入が進められています。（図2）

２０１９年12月中国から始まった新型コロナウイルス肺炎は、診断・治療を希望して受診する医療機関が感染拡大の場面となりました。慢性疾患で通院を余儀なくされる患者さんにとっては、遠隔診療によってかかりつけ医の診察を受け、薬を処方されることで関連リスクを抑えることができるとともに、自身にあったコロナ予防の情報を得られます。

一方、軽症あるいは無症候のコロナ感染者

においても、在宅管理を医療者と相談しながら実施できることで、早期に病勢の変化の診断を得られるとともに、細やかな管理指導を受けられるメリットがあります。医療者にとってもオンライン診療は2020年4月のコロナ感染拡大による緊急事態宣言で、従来は認められていなかった初診からの導入が可能となりました。アフターコロナ以降も「新しい生活様式」の一環として引き続き活用されることが期待されます。感染リスクを減らし、人材を含めた医療資源の有効活用につながる診療システムです。

高齢者の健康と遠隔医療のメリット

今後の超高齢社会にあたって、高齢者の自宅、施設での「見守り」には遠隔医療が大きく貢献すると考えられます。

「見守り」には、大きく2つの意味があります。まず「無事の確認」、つまり生死や事故発生など緊急事態をできるだけ早く発見し、対応することです。

離れたところに住む家族だけでなく、多くの高齢者を介護する施設にとっても「無事の確認」は極めて重要な要件です。最近では、家庭内暴力や、介護者からの暴力、自殺防止、経済的困窮などの生活状態の見守りとしても、生体センサや行動監視センサが用いられています。

2つ目の「見守り」は、「経時的変化の観察・評価」です。これは将来の診療や介護などの介入につなげる情報として、特定の所見を時間を追って観察・記録し、分析していくということです。

まだ自立し活動的で社会との繋がりが保たれている高齢者に対して、その健康状態を維持するための情報収集、さらに情報の見える化によるセルフケアとして用いられています。

老々介護や高齢者の独居への見守りサービスへの期待も大きく、身体機能の評価のほかに、生存兆候（基本的な生活に必須の行動）の見守りによって安否確認を期待するビジネスもすでに多く行われています。

順天堂の健康サポートアプリ「eケア」

健康寿命を延ばすためのプロジェクトの一環として、私たちは遠隔によるヘルスケアサポート（「健康見守りサポート」）を行ってきました。

「eケア」は、健診データや身体情報（体重・血圧）を記録し、生活と健康状態の「見える化」を図り、ヘルスケアの自己管理を誘導するためのスマートフォン（スマホ）用アプリです。

このアプリに、健診後の健康状態を入力していただき、運動などの短期目標を決めて実際に行動していただきます。日々の歩数や階段の利用状況は、自動的に記録されていきます。スマホなので一人が1台ずつ持ち、高齢者2人暮らしの方でも自分の管理は自分で行うのが基本です。

血圧計は測定値を自分で入力もできますが、ブルートゥース(Bluetooth：近距離用無線通信規格)搭載の血圧計であれば、スマホとの連動で数値が自動的に入力されます。

このアプリは日々の記録を「見える化」することで、利用者自身が確認できるだけでなく、「ヘルスケアサポーター」の医師、看護師、運動トレーナーなどの健康の専門家が遠隔でデータを閲覧し、健康状態へのアドバイスを送る機能がついています。

たとえば「よく体を動かしていますね」「最近体重が減らないですね」とか、「血圧が少し上がっていますから…」と健康状況を評価しながら、健康管理や運動方法のアドバイスを受け取ることができます。

高齢者においては利用者の方の安否確認とともに、問診で体の調子や物忘れの状態、健康状態の自己評価を0〜100の健康度数で入力していただく、心と体全体の体調を評価するシステムとなっています。

問診の結果で自己評価のよいところは「笑顔マーク」で、問題のある項目は「困った顔マーク」が表示され、一目瞭然で体調がわかるようになっています。ヘルスケアサポーターは、遠隔でこの変化を確認でき、「最近、何かありましたか?」と対話式でアドバイスするシステムとなっています。

心のフレイルと体のフレイルは連結しています。体が動かなくなると痛みや便秘も起こりメンタルも落ちていきますし、睡眠も悪くなっていきます。すると、横になってい

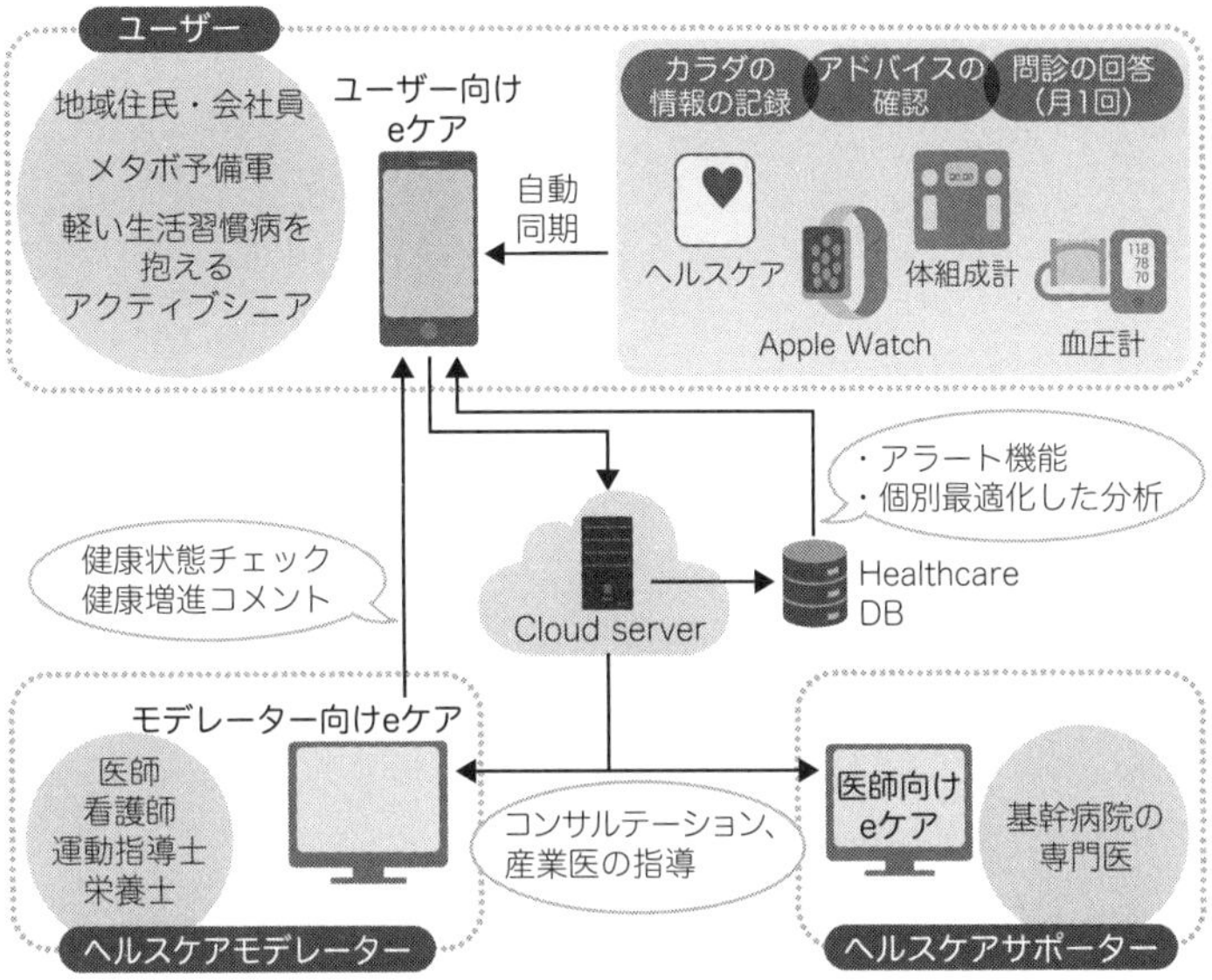

図3　健康管理サポート通信システム（eケア）

る時間も、実際に寝ている時間も少なくないのに、「眠れない」「眠りが浅い」という訴えがアプリを通じて伝わってきます。

その背景には心配事や不安があることもあります。「eケア」による健康記録を日々つけていくことで、不調の早期発見になるだけでなく、「あの頃はストレスがあったけど、最近はまあまあかな」などと振り返りができ、自己管理する習慣を付けていただけます（図3）。

働く世代の遠隔健康サポート

健康サポートアプリ「eケア」の対象は高齢者への見守りだけでなく、生活習慣病の管理を行いたい中高年の方や単身赴任中の方などの利用もあります。

家族といるときちんとした食事が取れている人でも、一人暮らしになると外食が多くなり、体重が増えたり血圧などの管理が悪くなり、心身ともに不健康になる傾向があります。

そこで、企業の産業医などがこのアプリにより遠隔でサポートし、必要があればアラートをかけて介入していくというシステムで、利用を希望する企業が増えています。

自分にとって管理しやすくて健康な生活習慣を確立してもらうための機会として、あるいは評価方法として作っているところです。

生活習慣病を患う方の中には、「仕事が忙しい」「病院が遠い」などの理由で治療を中断してしまうこともよくあります。遠隔診療は通院の手間を軽減するため、このような人たちの治療継続の支援につなげることも可能と考えられます。

健康に陰りが出はじめたときいかに早く気づき、健康に戻すことはもちろん大切ですが、若くて元気な方たちに対しては健康をいかに維持するかの意識付けも、健康管理にとって重要な課題です。

ヘルスケアサポーターによる動機付け

「eケア」による健康管理を始めて6ヶ月ぐらいの間は、たいていの人は歩数がどんどん増えていきます。物珍しさもあり、記録を取って数値が見えてくると「もうちょっと頑張ろう」と思うのでしょう。そこで運動量が増え、肥満の方はゆっくりと体重が減っていきます。

しかし、途中でアプリの不具合が起きるなどで自分の記録が見られなくなると、また体重が増えてしまう人が出てきます。プログラムを導入されたばかりの方からは「不安だから小まめにコメントが欲しい」とか「誰かが見てくれているということを感じたい」という声が多く聞かれるものですが、やはり、記録の見える化とサポーターの存在が、健康づくりの動機付けになっていることがわかります。

また、自己管理で運動や生活習慣の改善を進めていると、途中で自己流になってしまい効果が出なくなることがあります。そこで、ときには専門家が「その方法ではけがをしますよ」というアドバイスを行うことや、結果が出ないことにより気持ちが沈みかけたら、「よくなるためにはもうちょっとの期間が必要ですよ。頑張れ」と励ますことも重要です。

こうしたアプリを会社や地域の人たちがいっしょに利用することで、仲間同士で励ましあい、それぞれが自分なりの健康管理の習慣を身に付けながら、地域・社会とのつながりを作る動機付けとなると考えています。

独居を楽しんでいる利用者さんからは「他人との濃い付き合いは苦手だが、誰かとは接していたい」という声も聞かれます。遠隔健康サポートは、自分のペースで生活をしながら遠隔で見守ってくれている人がいて、いざというときには専門家のセーフティーネットがあるという、一つの望まれる形かもしれません。

専門領域における遠隔患者管理

オンライン診療はへき地や移動困難な患者への診察だけでなく、在宅医療、慢性病患者への継続的支援、待ち時間対策など、現在の医療の現場が抱える問題を大きく様変わりさせる可能性を持っています。

産婦人科施設のない地域では、助産師が、対象の妊婦の自宅あるいは保健センターでモバイル胎児心拍陣痛モニタリングを設置し、胎児の健康状態や子宮収縮の情報を基幹病院の医師に転送するといった事例も行われています。これにより、産婦人科医師と情報の共有を図り、さらにインターネット経由で医師と妊婦が面接することで、妊婦に安心を提供する妊婦健診が可能となっています。

眼科領域では、地域の医療機関の眼科医から大学病院への診察紹介の事前相談としての診断支援や、緑内障の術後管理に遠隔支援を用いて、地域の眼科医に依頼する病診連携が導入されています。(6)

筆者は腎臓の専門医として、慢性腎臓病の進展予防が期待できる社会システムに関わりたいと考えてきました。

腹膜透析（ＰＤ）は、日本では30年以上にわたって腎臓病の在宅医療として行われてきましたが、遠隔患者管理システムを導入することで、今後はさらに高齢社会に即した使用ができるようになってきました。

病院の透析室で行われている血液透析に対し、腹膜透析とは、おなかの中に入れた透析液に血液の中の汚れを取り除かせる方法です。患者さんの腹部に装着したチューブを介して、6〜8時間おきの定期的な透析液の交換作業は患者さんが自分で行います。

このとき、体内にばい菌が入らないような清潔操作が必要であり、何種類かの薬液を適切に使用する、水分をきちんとコントロールする、体重を量る、血圧を測る、体温を測る、という管理を日々自分で行う必要があります。

病院での血液透析は週に3〜4回通院する必要がありますが、それでも病院での血液透析を選択する方の多くは、「(腹膜透析を) 自分で自己管理する自信がない」というのが理由です。

こうした在宅での負担の大きな作業に対し、遠隔システムを使うことで、それらをうまくきちんとできているか、良い状態が保たれているかを医師は病院にいながらにして評価できます。さらに「大丈夫ですよ」「これはちょっと注意が必要だから、医療機関を受診しましょう」というアドバイスができることで、患者さんが安心して自己管理ができ、必要なときに早期に受診できるという状況が期待できます。

遠隔医療により医療の可能性が広がる

このように、ICTを用いたオンライン診療は高齢者の生活を見守り、さまざまなレベルの身体機能に適した支援を提供することを容易にするだけでなく、すでにかかっている生活習慣病や各種疾患の自己管理をサポートする上でも有効なツールです。

2016年に日本医療政策機構が行った調査によると、遠隔診療を何らかのかたちで受けてみたいとする人は、80%超と非常に関心度が高いという結果が出ています(8)。しかしながら、こうした利用者側の関心度の高さに対し、オンライン診療に参入する医師はあまり多くありません。

これは、社会全体の遠隔診療に対する認知度不足や、医師の診療報酬問題などさまざまな課題が指摘されています。

特に、

①デバイスを介した診断の正確性（臨床的妥当性の検討が不十分であり、対面診療との非劣性の証明が不十分であること）

②誤診をはじめとする運用上のトラブル時の責任の所在が不明瞭であること

③低い診療報酬（遠隔診療ではオンライン診療料と処方箋料、特定疾患療養管理料の算定となり、実施しても外来に比べて医師報酬が少ないこと）

④インフラ整備の拡充の必要

（㋐遠隔診療の導入が求められる過疎地や離島などの高速ネット回線整備の遅れ、㋑高齢患者のスマートフォンやタブレット端末の低い利用状況、㋒医療提供者のICTリテラシー教育の必要）

⑤セキュリティ対策の遅れ（やりとりされる医療データの個人情報保護や、データの安全管理が未確立であること）

デバイスを介した診断の正確性・精度
問題発生時の責任の所在：誤診、役割の分配、指示/実施の記録保持
診療報酬：実質的な診療報酬の評価
インフラ整備の拡充：遠隔地のネット回線整備の遅れ、運用維持管理の費用、高齢利用者の通信機器利用状況、医療提供者のICTリテラシー教育の必要
セキュリティー対策の遅れ：共有される個人情報の保護、情報安全管理体制の未確立

図4　遠隔診療普及における課題

などが挙げられています。これらへの法整備を含めた対応が急務です（図4）。

スマホなどの機器に慣れていない人にとっては、データを入力するということも簡単ではなく、遠隔診療を受ける際のハードルになっていると考えられます。こうした人々が気軽に利用でき、長く続けていくにはデバイスの進化が期待されるところです。

医療者は日ごろ、顔の表情、声のトーン、姿勢や歩き方、歩幅などから、その人の健康状態を五感で受け取っているものです。それは外来診療においては、診察室に患者さんが入ってきたときの「今日は調子がよさそうだ（治療効果が出ているのではないか）」「いつもより声のトーンが落ちているので何かあったのではないか」という診断につながります。

遠隔診療でも、今後は人が五感で読み取っているものを数量化し、健康状態を評価するようなデバイスが出てくることは十分期待できます。

従来の医療の「この病気ではこの症状が出る」という見方ではなく、その人の中の表情や姿勢などの変化、トータルでリズムを失っていないかということから病気を検知するということであり、さらに予防医学への貢献の可能性が広がっていくと考えられます。

順天堂大学では、すでにわが国で開発された８Ｋ高精細カメラを用いて細胞や血球の循環動態を画像解析したり、極細径の内視鏡を開発して人の鼻やのど、耳の奥を撮影し、スマートフォンで大学病院へ伝送する仕組みづくりを進めています。新しい医療が目前に迫っていることを実感しています。

●**濱田千江子**　順天堂大学保健看護学部 教授／医学部総合診療科 教授

4-3

音とリズムから生まれる健康
――医療と芸術の融合を目指して

〝アート・芸術〟と聞いて、思い浮かぶものは何でしょうか。美術館に飾られている絵、お寺の彫刻、舞台で演じられるオペラやバレエ、大きな書道作品など、プロのアーティストが作り上げたものから、小さな子どもの工作作品まで、世界はアートで溢れています。地域ごとに見ても、世界各国、地域には伝統的な音楽や美術、踊りがあり、それぞれの歴史や文化を反映しながら発展してきました。

近年ではデジタル機器やＡＩを用いた楽器や作曲・描画も増え、例えばすでに亡くなった歌手が本当に舞台で歌っているような、リアルな音や映像の再現も可能になりました。美術館や劇場にとどまらず、街に飾られた彫刻やデザインされたビル、教会や寺院の鐘の音のように古くから生活に根づいている音楽など、芸術は私たちの生活を包み込んでいます。

ここでは主に音楽によってもたらされる人間の変化と、医療への応用について検討します。

進化により獲得した音と歌

進化の過程で動物が自ら声を発するようになったのはいつからでしょうか。

昆虫類は、声は出しませんが、振動を感知できます。さらに聴覚を持ち、音をシグナルとする昆虫も、少数ですが存在しています。主にオスが羽を擦らせてきれいな音を発し、メスを惹きつける、コオロギやスズムシなどです。おもしろいことに、さまざまな音に囲まれたこの世界の中で、これらの昆虫は自分たちの仲間が発する音を聞き分けることができるのですが、そのメカニズムはまだ明らかにされていません。(1)

爬虫類は一部を除いて、喉頭や声帯といった声を発する器官がありません。有名な恐竜映画で、爬虫類型の恐竜が鳴き声を上げているシーンは有名ですが、これは仮説によるもので、実際に声を出していたという証拠はないようです。

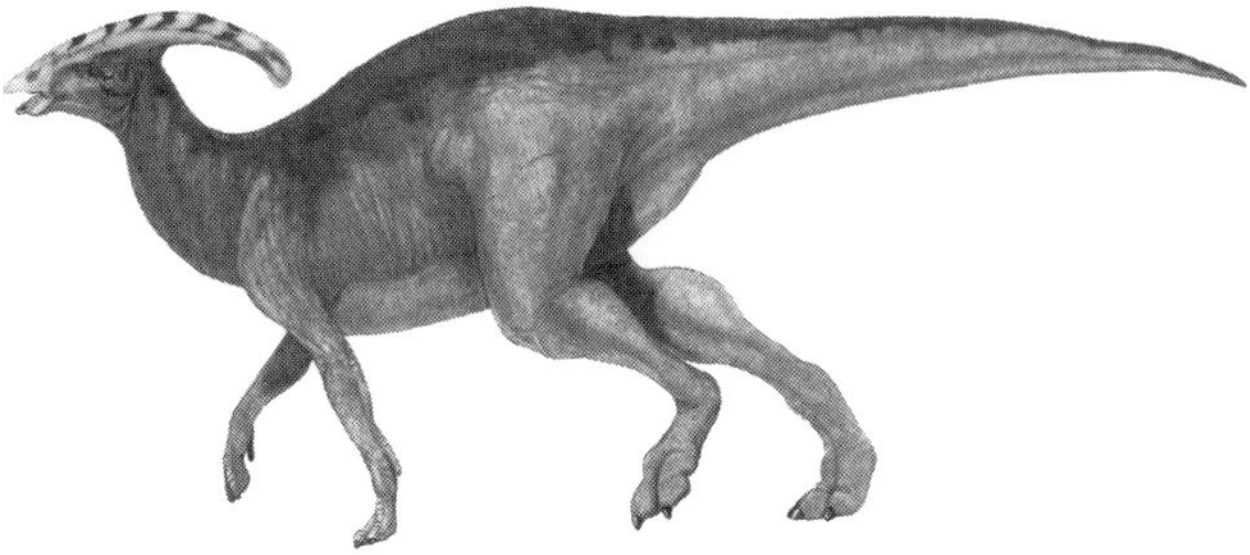

図1　パラサウロロフス
（中生代白亜紀後期に生息した大型鳥脚類）
体高2.7m、体長12.1m　声道の長さは3.46mとされている

恐竜が音を発していたとされるのは、声道といわれる空気の通るトンネル状の構造をもつものがいたからです。パラサウロロフスという鳥脚類の恐竜は声道が長く、その長さが3・46メートルもあったとされています。ここに空気を共鳴させることで、声に似た音を発していた可能性があるといわれているのです。[2]

ヒトはなぜ歌えるようになったのか

哺乳類では一般にこの発声に関する器官が存在しており、現在の哺乳類が存在し始めたとされる、少なくとも9300万年前から、生物に

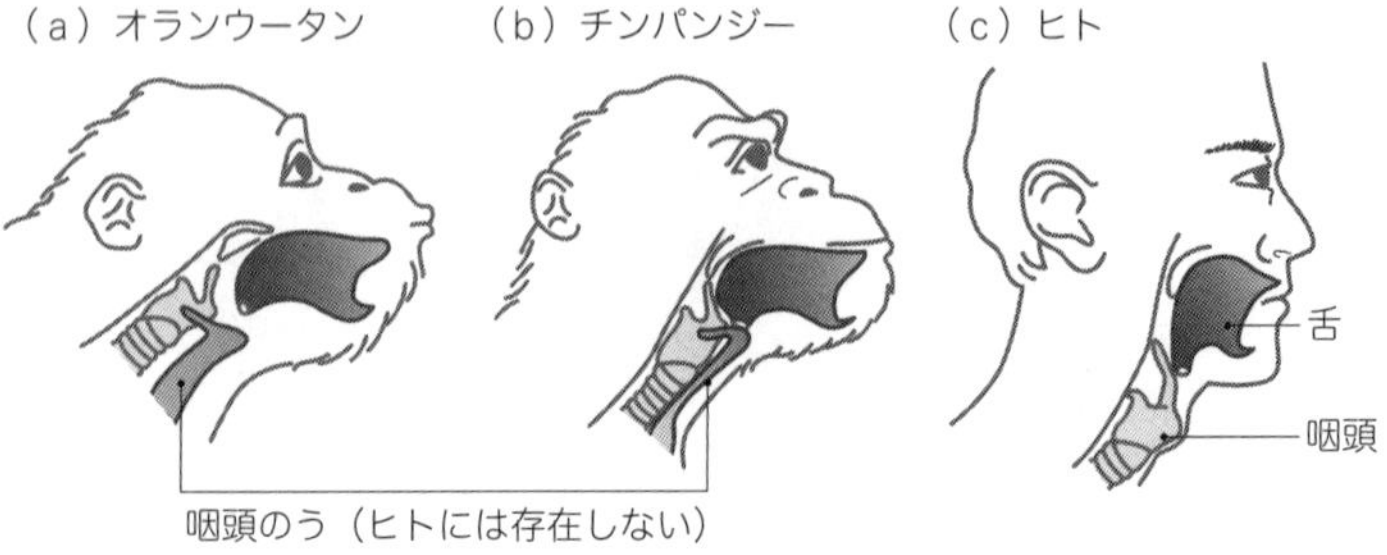

図２　ヒトの喉頭はオランウータンやチンパンジーより下の方にあり、このため低く大きな声を出すことができる

よる音声のやり取りが始まっていたようです。[3]

哺乳類といえば、アザラシ、イルカ、コウモリ、ゾウなど、生息する環境や大きさはさまざまですが、音を作り出す咽頭や喉頭といった器官はよく似ています。この音声を作る器官が幅広い動物に存在するということは、声がそれだけ重要であるといえるかもしれません。

その中でもヒトは、他のチンパンジーやオランウータンといった霊長類に比べて、声が低いのです。図２に示されるように、ヒトの喉頭は下の方に位置しているという特徴があります。こうして空気の通り道を長くとることで、低く大きな声を出すことができます。恐竜のように３㍍を超える声道がなくても、低く大きな音を出すことで、声を聞いた他の動物に、実際よりも大きな動物がいると錯覚させる効果があると考えられています。[4]
音を使って歌を歌うようになったのは、ヒトだけではありません。生き物による〝歌〟とは、〝複雑〟で〝学習される〟発声と定義されますが、クジラや鳥も歌を歌うということがわかってきました。[5]
鳥には鳴管といわれる、哺乳類の喉頭に似た器官があり、ここから声を発して歌います。この鳴管を使って歌うのは、鳥類約9000種のうち、約4000種もいるとされます。
一方、不思議なことに、ヒト以外に歌を歌う霊長類はいないようです。[6] 動物は音を発することで生存し、進化してきた一方、音楽を奏でて歌うという行動は、限られた種しか楽しめないのかもしれません。

リズムと生命・宇宙

音楽の3要素の一つであるリズムもまた、私たちの生活と深い関わりがあります。太陽が昇り、沈む、1日のリズムに適応した私たちの体は、第1章で述べられているように概日リズム（サーカディアンリズム）といわれるシステムを持っており、1日のリズムに合うように睡眠と活動のリズムを整えます。

未明から明け方にかけて放出される副腎皮質ホルモンは、目を覚まし、これから活動を開始するために体に準備をさせるホルモンでもあります。こうした睡眠のリズムが乱れた状態に、不眠症やうつ病の早朝覚醒があります[7]。

生体の持つリズムをより感じやすい例に、心拍があります。心臓の動きは状況に応じてそのスピードを変えますが、一定のリズムを刻んでいます。緊張してドキドキする瞬間も、お茶を飲みながらリラックスしている時間も、心拍数は速くなったり遅くなったり変化しますが、健康な心臓は規則正しくリズムを刻んでいるのです。このリズムがうまく刻めなくなった状態が、不整脈といえます。

その他にも、呼吸や、歩いたり走ったりするときにも、私たちは一定に規則正しいリズムを取ることで、スムーズに生活を進めています。

第1章でも述べられているように、生き物だけでなく、地球や宇宙の観点で見てみても、リズムが刻まれています。波が寄せる動きは一定で落ち着いていますが、リズムを乱すような地震が起こると、津波の現象が発生します。地球の自転や公転、それによる日照時間や季節の移り変わりにも、整ったリズムを見つけることができます。このような、一定のリズムの中で生きることが、私たちに不思議な安定感と健康をもたらしているといえるでしょう。

音楽で変化する私たちの心と体

音楽は音やリズムを創り出すことにより発展し、ヒトはそれに触れることで癒やされ、エネルギーを得るということを、太古の昔から直感的に感じとってきました。

ヒトは少なくとも4万年前から楽器を使って音楽を奏でており、音楽は人間の行動に影響を与えると信じられてきました。[5] ピタゴラスやプラトーといった哲学者たちも、音楽の効果について、音楽教育や音楽療法にも言及しています。[8]

科学技術の発展とともに、19世紀になる頃は音楽の生理学的な影響に関する初の論文が発表され、以後医療現場における音楽の活用や、音楽療法への応用が始まりました。[8]

今日では、音楽を聴いたり演奏したりしたときに体に起こる変化について、血液や唾液の解析だけでなく、PET（陽電子放出断層撮影）やfMRI（磁気共鳴脳機能画像法）など最新の画像装置を用いた研究が行われています。

音楽は私たちにどのような変化をもたらしているのでしょうか。こうした科学的な研究が進むにつれて、健康な人だけでなく、病気を持つ人たちにも、その効果が認められはじめ、世界で信頼されているレビューも出てきています。そこには、年を重ねるにつれて起こる心や体の変化と、上手に付き合っていくヒントが隠れているかもしれません。

心と体の健康をサポートする効果

私たちが日頃、音楽を聴いて心を安らげ、リラックスしている様子は、科学的にも観察されています。図3から図4に示されるように、明るい曲や、ゆっくりとした音楽を聴きリラックスすると、身体的、精神的ストレスの指標である唾液中のコルチゾールの

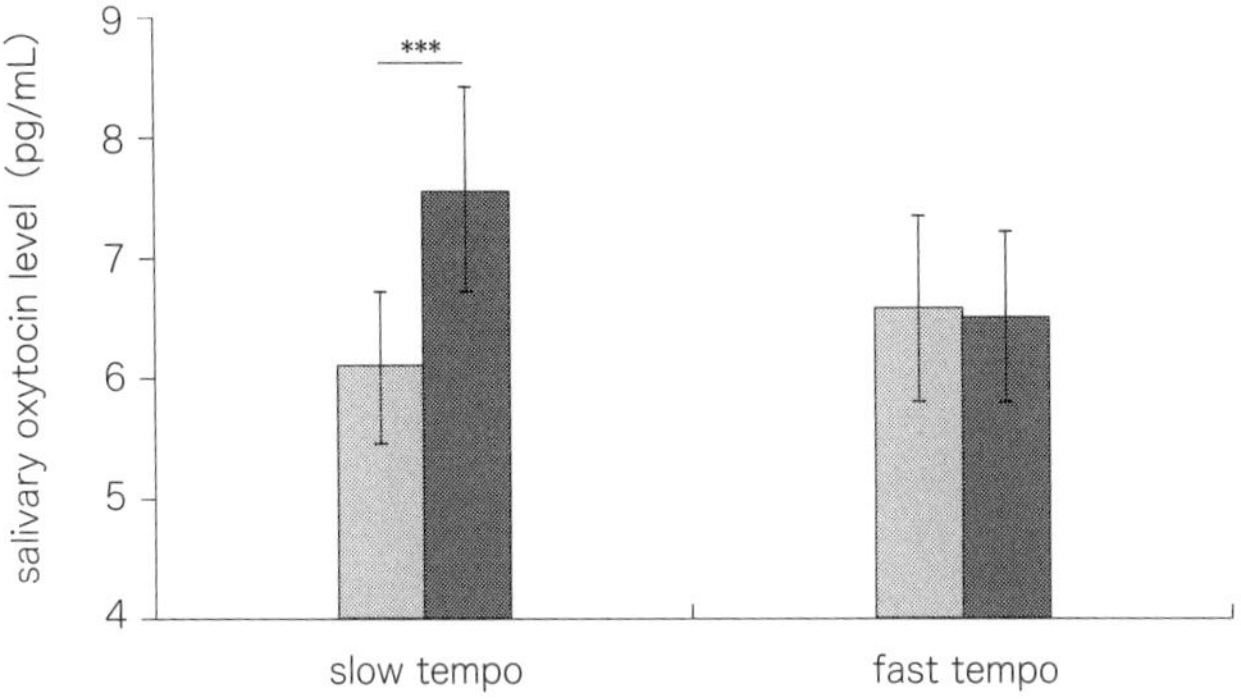

図3　音楽とオキシトシン分泌の変化
テンポのゆっくりした曲、または早い曲を聴き始めて20分後の、唾液中オキシトシンの変化：ゆっくりとした曲を聴いている群で、オキシトシン値が上昇した。
（文献；Ooishi 10）より抜粋）

分泌が減少したり、リラックス状態を反映するとされる唾液中のオキシトシン分泌が増加したりするようです。[9、10]

また病院の中で行われた研究では、羊水検査や手術前の患者さんの不安を和らげ、授乳中のお母さんの母乳の分泌を促進することがわかりました。[11~13]

音楽は聴くだけではなく、実際に演奏することでも私たちの体に変化をもたらします。例えば、音楽の演奏経験が10年以上ある人は、1年未満の人に比べて高齢になってからも記憶に優れ、柔軟な認知機能を保つという報告があります。[14]

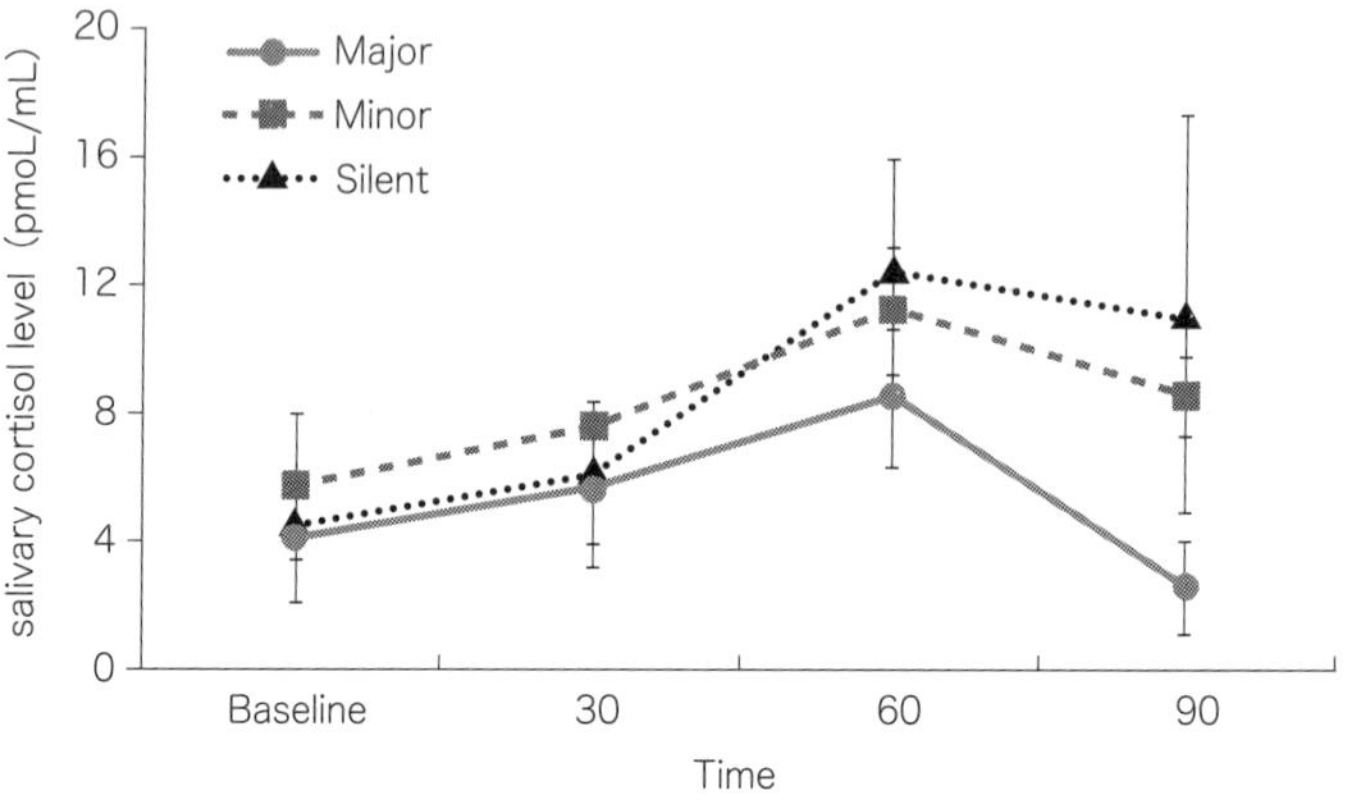

図4　明るい曲調の曲を聴くことで精神的なストレスを示すコルチゾールが低下

ストレス下での唾液中コルチゾールの変化；明るい曲調（Major、図中●）の曲を聴いている群で、コルチゾール値が最も大きく減少した。

また、歌を歌うことは、体を使った有酸素運動としても利用できることに加え、歌詞を覚えたり、ピッチを調節したりすることで認知機能を刺激すると考えられています。[15]

喉や肺、胸筋・背筋・腹筋を大きく動かすことで、呼吸機能が高まります。[16] 歌を歌うと体があたたまり、たくさん歌った後は少し疲れた感じがすることさえあるのではないでしょうか。これは頭も体もよく使いながら歌っている証拠ともいえるでしょう。そして呼吸機能が鍛えられることで美しい声となるという直接的効果のほかに、唾液や食べ物の飲み込みがうまくいかずに起こる、誤嚥性肺炎の予防にもつながると考えられています。[17]

自閉症に対する音楽療法は海外では活発に行われており、社会性や言語・非言語コミュニケーションの改善のほか、良好な親子関係の構築にも寄与しています。[18] 音楽を通して心を通わせる例ともいえます。また、カラオケには健康を維持・増進させる力があると考えられます。

このようなアクティブな音楽の活用のポテンシャルは、世界で大いに注目されています。

運動との組み合わせによる相乗効果も、最新の研究で有効性が示されています。有酸素運動や繰り返しの多い運動では特に、音楽をかけることで疲労感が減り、運動効果が上がります。[19] 肥満の改善のための縄跳び運動も、音楽をかけながら行うと効果が高いようです。[20]

高齢者では、音楽をかけて運動することで、認知機能の改善がより大きく現れたとの報告もあります。[21] 音楽を利用して楽しみながら運動することで、より高い効果が得られることは科学的にも示されてきているのです。

病気を乗り越える手助けとなる効果

病気を患った際も、音楽が痛みや症状を和らげる助けとなります。音楽を聴くことで、がんや冠動脈疾患の患者さんの心理的ストレスや不安の軽減、治療後のバイタルサインの安定と睡眠を改善すること、麻酔薬の需要を減らすことがわかりました。[22、23]

またダンスは、がん患者さんのＱＯＬや活力を向上させ、苦痛を感じる度合いを軽減しました。[24] さらに、腎不全で透析中の人では、透析中に音楽を流すことで、5年間の心血管疾患による死亡が減少することも示唆されています。[25]

音楽のリラックス効果によるストレス軽減が、安心し、痛みを和らげ、よく眠るよう導き、死亡まで減らすなど、実際に私たちの体に大きな影響を与えていることがわかります。

心の病である、うつ病に対する研究も進んでいます。音楽を聴くことで、主観的な自己評価や心の状態が上向くだけでなく、客観的なうつ病スコアにおいても改善が見られます[26]。

これは認知症に伴ううつ病に対しても、同様の結果が示されています[27]。認知症を患うと、記憶障害だけでなく、気分も落ち込みがちになってしまうのですが、音楽は鬱々とした気持ちになることを防ぎ、上向かせ、気分を穏やかにさせるということです。

現在では、ストレス社会におけるうつ病や、高齢化に伴う認知症の増加が個人レベルを超えて国家においても重大な問題となっています。音楽に触れることで、気分の落ち込みやうつ病の症状を軽減し、よりよい気分で毎日を送ることは、どの世代の人々においても助けになるのではないでしょうか。

「整ったリズム」を取り戻す効果

音楽は、整ったリズムが失われる病を助けてくれることもあります。

リズムを失う代表的な病であるパーキンソン病は、歩行の一歩目を踏み出すことが困難となる「すくみ足」の症状がありますが、これは音や光刺激を与えることで症状を抑え、いつものリズムで歩行を開始することができるようになります。また音楽に合わせて歩行リハビリテーションを行うことで、パーキンソン病の患者さんに力強い歩行を取り戻すことができることも、順天堂大学浦安病院の林明人教授の研究から明らかとなってきました[28]。

この研究では、実際に患者さんに歩行計という機械をつけながらリハビリテーションを行ってもらい、音楽を使う前と後で、歩行の速さや力強さを計測しました。パーキンソン病の患者さんは、歩行のリズムにばらつきがあり、歩幅が狭く、スピードの遅い歩行になってしまいます。しかし、音楽をかけてリハビリを行うと、音楽をかける前に比べて歩行の力強さや歩幅が明らかに改善しました。驚くべきことに、その後は音楽をかけなくても、力強い歩行をすることができるようになったのです。

脳卒中後の歩行リハビリテーションにも、音楽が活躍します。リズム刺激を加えることで筋肉をバランス良く使い、歩行を改善するほか、コミュニケーションの回復も促し

ます。この他にも、睡眠サイクルが崩れる不眠症の改善・克服にも音楽の有効性が示されています。(15)

このように、病気によって自分でリズムを作り出せなくなったときに、音楽を利用し外からリズムを与えてあげることで、体にリズムを取り戻すことができるのです。崩れていたリズムが規則正しくなることで、病気による不自由が緩和されたり、リハビリの効果を上げたりする助けとなります。

このことは、実はあらゆることにあてはまります。どんなことでも、物事が滞り始めリズムを失いそうになったときには、一度リセットして、正しいリズムを入れ直す。リズムを整えてから、また別の方法を考えるということで、物事がスムーズに運ぶようになるのです。

将来への期待と課題

このように、音楽は年齢や疾患の有無を超えて、私たちの心と体にさまざまな変化を

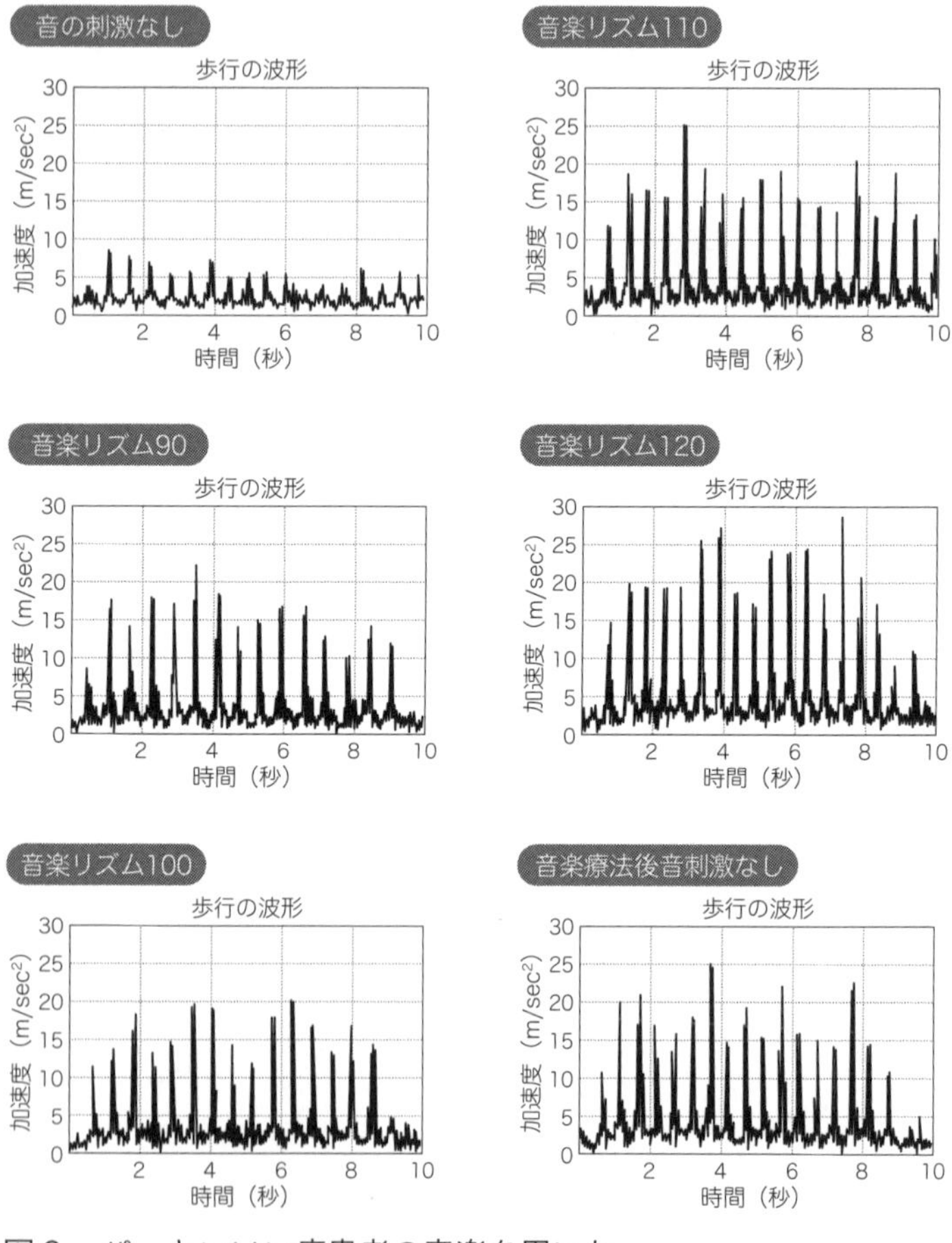

図6　パーキンソン病患者の音楽を用いた
　　　歩行リハビリテーション

パーキンソン病患者の音楽を用いた歩行リハビリテーション；音楽をかける前に比べて音楽をかけた時には歩行に力強さが増した。また、その後に音楽をかけなくても、力強い歩行が可能であった

（文献28）より抜粋）

もたらし、リズムを整えてくれることが、科学的にもわかってきました。年齢を重ねることで起こる変化に対しても、今後、エビデンスに基づいて音楽を利用することで、より有効に、楽しく日々を過ごす助けになると考えられます。

音楽は身近な存在であり、音楽を聴いたり、リハビリに取り入れたりするチャンスはさまざまなところにあります。必ずしも、高額なお金や特別な準備をしたり、何年も経験を積む必要はありません。参加へのハードルが低いことは大変重要な要素の一つです。

それに加え、音楽を楽しむことはダンスや合奏など、他者との協力やコミュニケーションの場を提供してくれます。どこかに所属している、社会とつながっているという意識を持ち続けることは、仕事を引退し、同居家族の少ない高齢者にとって課題の一つですが、音楽を通したコミュニティの存在は、高齢者の居場所を作る選択肢ともなりえます。

しかしながら、音楽を用いたプログラムや訓練は、その方法が完全に確立されておらず、演奏者や音楽療法士のスキルによるところが大きいのが現状です。このため、音楽療法については世界中のそれぞれの研究を比較検討することが困難です。

また、音楽療法士の知識が音楽の世界に偏りがちで、医学的知識が不足していることも指摘されています。

一方で医療者も、学問としての音楽療法や、社会における音楽の存在価値に気づき、研究を進めていく必要があるでしょう。まだまだ未知の部分や克服すべき課題が多い分野ですが、今後のエビデンスの積み重ねと、音楽療法士と医療者との連携の強化が、音楽を科学的に用いて私たちの人生をより豊かにするツールとなることが期待されます。

●西川百合子　順天堂大学大学院医学研究科 腸内フローラ研究講座 特任助手

4-4

「年だから」という考えに負けない
——エイジズム（Ageism）とは何か

高齢者の多様性

高齢者のライフスタイルは、多種多様な生活環境、健康状態、人生経験により多様性に満ちています。80歳代のアプリ開発者（注1）やエベレスト登頂者（注2）が登場するなど、高齢者の暮らしや認識が変わっていく中で、人生100年時代にどのような社会をつくるのかが重要な課題となっています。

高齢者の一人暮らしは年々増加傾向にあり、平成27年には、65歳以上人口のうち、男性13・3％（192万人）、女性21・1％（400万人）を占めました。(1) また、社会参加

注1　若宮正子さん（81歳でiPhoneアプリ「hinadan」を開発）
注2　三浦雄一郎さん（2013年に80歳で3度目のエベレスト登頂成功。世界最高齢登頂者記録更新）

はすすみ、70歳以上の約5割弱が働いているか、ボランティア活動、地域社会活動（町内会、地域行事など）に参加しています。労働者人口総数に占める65歳以上の人の割合は、12・8％（875万人）と増加しつづけています[1]（平成30年度）。

統計的には、75歳以上になると要介護者数の割合が上昇するものの[2]、個人レベルでは60歳代で日常生活に支援や介護が必要な人もいる一方で、70歳代で仕事を続け、登山や園芸など趣味を積極的に楽しんでいる人もあり、年齢だけでは判断はできません。

60歳以上の人に、「一般的に支えられるべき高齢者とは何歳以上だと思うか」と聞いたところ、約8割の人が70歳より上の年齢を挙げていますが、1割の人は「年齢では判断できない」と答えました[1]（図1）。

エイジズム（Ageism）とは

このように、高齢者の多様性が認識されつつある中、社会が見直さなければならない問題として「エイジズム（Ageism）」が注目されています[3]。

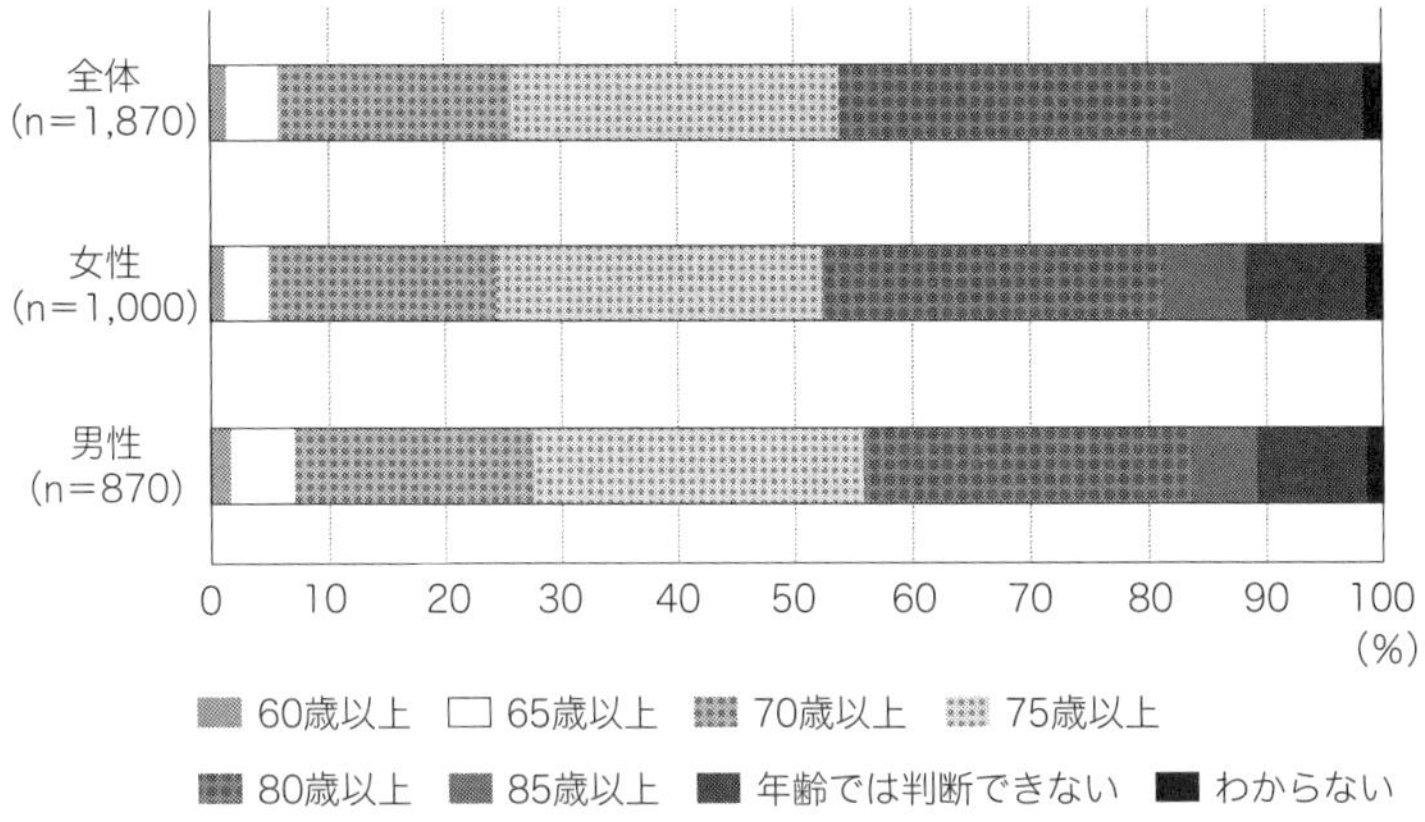

図1　支えられるべき高齢者とは何歳以上と思うか
（内閣府：令和元年版高齢社会白書より改変）

エイジズムとは「○○をするには、あるいは△△になるには、年をとりすぎている、あるいは若すぎる」というように、年齢を指標として個人を固定観念や偏見をもってみたり、差別したりすることです。

固定観念は、年齢に対する認識、偏見は年齢に対する感情、そして差別は、年齢に対する態度および行動に影響します。

エイジズムは、どの年齢層にも起こりえる問題ですが、特に高齢者には大きな影響をおよぼします。

他人および社会から「高齢者」として

レッテルをはって認識されると、個人も無意識のうちに、「私は年なんだから○○できない。するべきでない」といったように、自分で型にはめていくようになります。エイジズムは、高齢者の健康および心身機能に悪影響があることがわかっています。

たとえば、固定観念により受け継がれてきた定年退職制度や高齢者のケアに関する医療関係者への教育の不足などは制度的なエイジズムの実例といえます。このようにエイジズムは社会で慣行化され、当然のように受けとられていることが多いのです。

日本を含む57か国の8万3034人を対象に行われた世界価値観調査（WVS：World Values Survey）によると、全体の44％、32％、24％の人が、それぞれ軽度、中程度、高度エイジスト（人を年齢による固定観念や偏見で見る人）に分類されました[4]。

この調査では、健康寿命が長い、高齢者の数が多い、そして高所得国ほどエイジストは少ないという分析結果になっています。日本（総数2443人）はその一例であり、他国に比べて高度、中程度のエイジストは少なくなっています。

個人の特性で見ると、若年齢、男性、教育レベルが低いなどは、エイジストになりやすい関連性が指摘されています。

日本におけるエイジズム

日本では、高齢者を敬う文化は、大切な価値観として受け継がれてきました。一方、少子化および核家族化が進み、メディアなどでは高齢者を社会の負担、重荷とする見方や、介護問題、孤独死など高齢者に対する暗いイメージおよび固定観念を目にすることが多くなっています。

医療現場においても、病気の診断・治療が優先されるため、高齢者の機能低下（耳が聞こえにくい、忘れやすい、落ち込みやすい、足元がおぼつかないなど）は、病気の診断基準を満たさない限り、「加齢に伴うものだからしかたない。できることはない」と放置されがちです。エイジズムは、想像以上に、日本社会の中にも根付いてるのではないかと思います。患者さんや家族が「年だからしかたない」という思いを持たないためには、医師の意識改革も必要でしょう。

高齢者とともに共生社会へ

加齢は、誰にでも等しく起こる生理的現象です。健康寿命を促進し、高齢者が生き生きと継続して社会参加および貢献できるようにするためには、高齢者の声に耳を傾け、ニーズを認識し、加齢に伴う機能低下に対する統合ケアが必要です（WHOの「高齢者のための統合ケアに関するガイドライン（ICOPE）」については第3章を参照[5]）。社会全体でエイジズムを排除し、地域の中での世代間交流を促進し、高齢者とともに共生社会を作っていくことが望まれます。ウィズコロナの時代では、とりわけ高齢者との共生を念頭に置くことが大切と考えられます。

●角 由佳　順天堂大学医学部非常勤講師（ジェロントロジー講座）
世界保健機関（WHO）本部 母子・思春期保健及び高齢化部メディカルオフィサー

第5章

順天堂大学の仁の医療と産学連携の未来

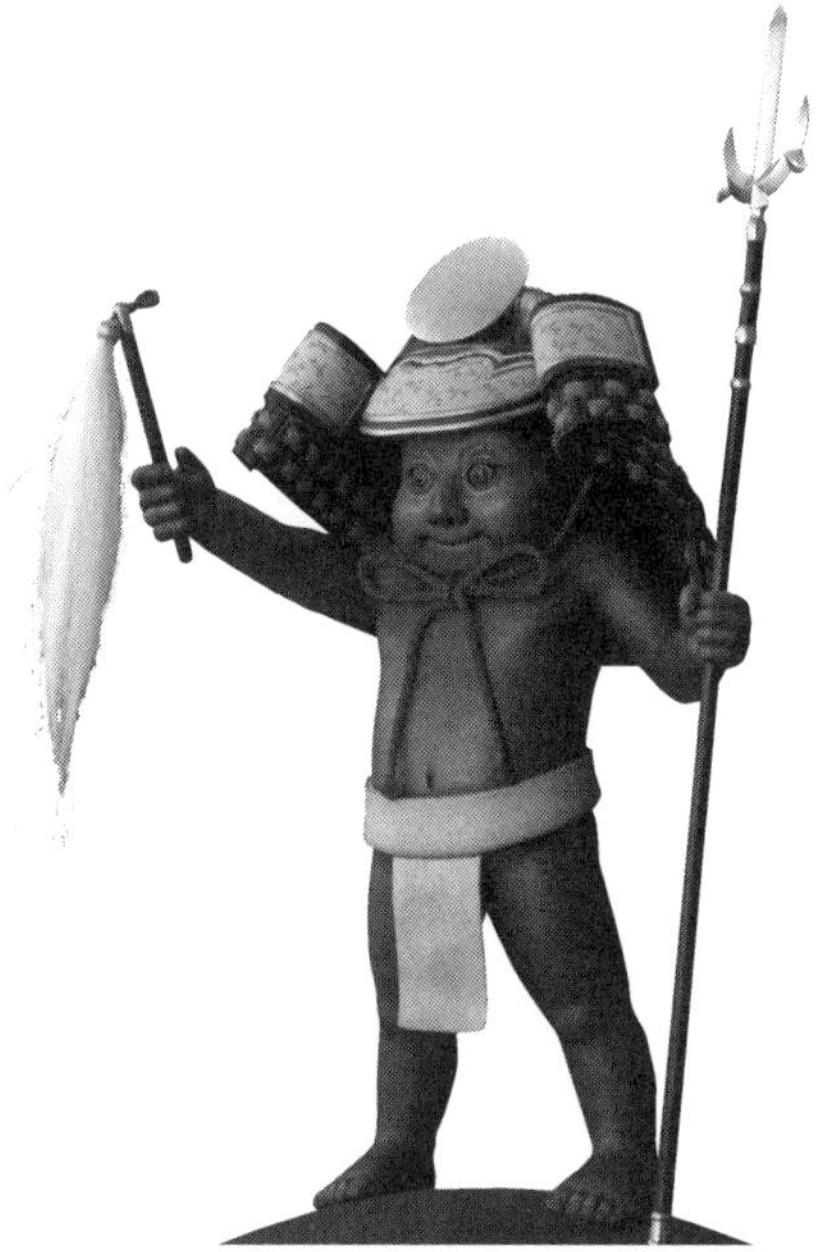

「出陣童子」

順天堂大学の「仁」の医療

御茶ノ水・本郷地域に大学本部とメインキャンパスを置く順天堂大学は、（西洋）医学塾としての歴史が江戸時代、天保9（1838）年に江戸日本橋薬研堀《やげんぼり》に設立された和田塾にさかのぼります。

当時、薬研堀一帯は「医者町」といわれ、近くの日本橋周辺には薬種（漢方薬の材料）問屋が集積していました。ちなみに、薬研とは薬種をすりつぶすV字型の容器をもった道具をいい、隅田川から幕府の蔵へ引き込まれていた堀の断面がV字型だったことに由来しています。

始祖佐藤泰然は長崎にて外科学を中心とした先端西洋（オランダ）医学を学び、江戸に戻って医療の実践と、門人に対する西洋医学の講義を行いました。これが今日まで続く順天堂大学での西洋医療の実践と医学教育のはじまりとなりました。その後、江戸では尊王攘夷派と開国派に分かれた不穏な情勢が生じて、天保14（1843）年に佐藤泰然は時の老中堀田正睦の招きに応じて、彼の領する千葉県佐倉に移り、当地で順天堂と改名した医学塾を開設しました。

順天とは天道に順（従）うということを序章で述べました。

順天堂とは、宇宙の道理にしたがって実践する医療の館（堂）という意味になります。その語源は中国語ですが、そこには医学の父と呼ばれる古代ギリシャのヒポクラテスが唱えた「病は自然が治す」と同じ意味があります。

その後、佐倉の地には、西洋医学を志す医学生や医師が林の中に群がる雀のごとく全国から集まり、乳がんや子宮がんや各種の化膿性病変の外科手術をはじめ、内科的病変についても処方集や教科書を著し、ここで学んだ医師は地方に戻ったり、赴いたりして、日本国内に西洋医学・医療を広めました。

戊辰戦争を経て明治時代を迎え、順天堂塾の二代目堂主の佐藤尚中（佐藤泰然の婿養子）は政府から要請を受けて、明治2年に佐倉から東京に呼ばれ、大典医となりました。そして、大学東校（現東京大学医学部の源流）の初代校長につき、近代医学の礎を築いたのです。その後、明治政府は欧米から多くの、いわゆる「お抱え西洋医師」を招聘して大学東校の医学教育の任にあてました。佐藤尚中は大学東校校長を辞し、明治6年に下谷に、そして同7年に現在の御茶ノ水・本郷の地に順天堂医院を開設したのです。医学の基礎教育は大学東校にて行い、そして病を治すという医療の実践と、臨床教育は順天堂にて行うことになったのです。

その後、佐藤進（佐藤尚中の婿養子）はベルリン大学でドイツ近代医学を修め、順天堂の三代目の堂主となって、佐藤泰然の次男の松本良順や長《なが》与《よ》専斎《せんさい》らと共に「養生」や「衛生」の概念の普及に努めました。彼は順天堂医事雑誌の発刊などの医学研究や医学教科書発刊などによる西洋医学教育の普及に努力するとともに、病院の新設と拡充を図り、順天堂大学の基礎を築いたのです。現在、順天堂大学は九代目堂主小川秀興のもとで更なる充実を図り、6附属病院と6学部を有し、我が国有数の健康総合大学となっております。

ちなみに、順天堂大学医学部付属病院の本院は1000床を超す大病院ですが、今なお順天堂医院と称しています。そのわけは、「病院」とは病気を持つ患者さんを収容する場という語源を有しています。一方、「医院（古くは醫院）」は患者さんの病気を治す場・館というのが本来の意味だからなのです。

順天堂大学は、〝人在りて我在り、他を思いやり、慈しむ心。これ即ち「仁」〟を学是としています。学是「仁」のもとで、「不断前進」の医学・医療の先頭に立ち、学び、教える。そして創立175周年（2013年）を期して「国籍なし・学閥なし・男女の差別なし」という「三無主義」を学風として謳っています。

順天堂医院は自然の摂理にしたがい、病を治す館として今日に至り、毎日5000人を超す外来患者さんが訪れております。

順天堂医院は、コロナ禍にあっても医療者と患者さんの賢明な振舞いにより感染予防に努め、クラスターを生むことなく、多数の新型コロナ感染症患者さんを受け入れ、治療を行ってまいりました。

仁の精神のもとで会話・絆を失うことなく、医療が行なわれています。医療者と患者さんとの共有・共感をベースにした信頼関係には確固たるものがあり、順天堂がこれまで培ってきた多くの人、組織・団体との絆はウィズコロナの時代にあって一層強くなり、仁の医療は継続発展するものと期待されます。

●佐藤信紘　学校法人順天堂理事　順天堂大学名誉教授、特任教授

5-2

ハッピーエイジングのための老年学プロジェクトの背景と期待

はじめに

超高齢化社会における最重要の社会課題は、高齢者の健康寿命・幸福寿命の延伸だと考えられます。これらを支える社会インフラの量的・質的不足は、未来社会を揺るがす重大な懸念材料です。東急不動産ホールディングスグループは、研究開発機関である東急不動産R＆Dセンター、および東急イーライフデザインと一体となって、２０１５年から順天堂大学と包括的連携協定を結び、ハード・ソフトの両面から社会インフラの確立に向けて取り組んできました。以下に、当プロジェクトを生んだ背景と立ち位置と今後の展望について記します。

東急不動産HDグループ起業の原点「社会課題解決に挑戦し続けるDNA」

本グループの起源は、1918年（大正7年）に渋沢栄一翁の呼びかけによって設立された田園都市（株）という小さな都市開発ベンチャー会社です。同社は東京の市勢の伸長によって都市部の環境悪化や住宅難の兆しが出て大きな社会課題となりつつある中、欧米の上質な街づくりの思想を取り入れ、自然と都市の長所をあわせ持つ「田園都市構想」を立てました。そして、郊外ニュータウン「田園調布」を開発して、以来、〝挑戦するDNA〟という高い志を持って、社会課題の解決に向けて取り組んできました。

昭和・平成時代に創ってきた新事業

その後の事業の広がりは、4つのステージに分けて説明することができます。

第1ステージは、住宅不足が深刻化した高度経済成長期です。東急不動産HDグループは大規模なニュータウン開発で住宅の「量」を供給しつつ、同時に「質」を追求した街づくりを進めました。

第2ステージは高度経済成長期が終わり、人々が心の豊かさを求めるようになった時代です。心豊かな余暇を楽しむリゾート事業や本格DIY（Do it yourself）を楽しむハンズ事業、さらに、住宅管理や仲介事業などの分野にも事業領域を広げました。

第3ステージは、バブル経済が崩壊し不動産の価値が問われた時代です。不動産を「所有」と「利用」に分けるコンセプトを取り入れました。1988年には会員制リゾートクラブ「東急ハーヴェストクラブ」を始め、また、不動産の証券化スキームの活用により賃貸事業を飛躍的に成長させ、不動産ビジネスを都市事業へと大きく発展させました。

第4ステージは、グローバルレベルで都市間競争が激化し、東京の都市機能が改めて問われている現在です。ライフスタイルや価値観が多様化し、都市で生活する人々のニーズが細分化しました。個人に合った新しい住まい方、新しい働き方、新しい過ごし方を提案していくことが必要になり、東急グループは今、渋谷再開発など100年前から続く理想の街づくり・人つくりの集大成を目指しています。

そして、コロナ禍の中で大きく変革を迫られている近未来についても、人類の生き残りをかけて英知を絞る必要があると考えられます。

新事業を生み出してきた構造

東急不動産HDグループが長年にわたって培ってきた強みは、次の3つに集約できます。

①に、企業文化の強みです。これは先述の「挑戦するDNAを継承し活かす風土」があります。企業は先駆的な挑戦を受け入れる柔軟性が必要です。その継承は、「働き甲斐」に現れます。

②に、組織の強みです。「ユニークな事業を生み出すノウハウとグループ体制」が形成されています。2013年にホールディングス体制（=純粋持株会社を中核とした連結経営体制）に移行し、個性的な事業を展開する100社以上、従業員2万人以上が、グループ社員の連携とノウハウを掛け合わせた運営協力事業連携を進めています。

③に、事業基盤の強みです。安心と信頼の「東急」ブランドがあり、当社グループは住宅、ホテル、リゾート、オフィスビル、商業施設、フィットネスなどの非常に幅広い施設を保有し、お子様からシニアの方々まで、あらゆるライフステージでサービスが提供されています。これら3つの強みが当社グループ事業の原動力となって、社会課題に誠実に向き合っています。

「ライフストーリータウン」づくり

近年、グローバルな社会にあって、新しい住まい方、働き方、過ごし方が求められるコロナ禍の中、一方、地球温暖化により、都市の在り方が問われています。2017年から、東急不動産HDグループはその総合力を結集して、次の3つの社会課題の解決を目指しています。

①「ライフスタイル提案型の街づくり」
②「循環型再投資事業の領域拡大」

③「ストックの活用強化」

中でも、①「ライフスタイル提案型の街づくり」は、大きく2つ「『広域渋谷圏構想』の推進」、および「世代循環型の街づくり」で構成されています。後者については、分譲マンションとシニア住宅を複合させ、子育てと高齢者の暮らしに関わる町の開発プロジェクトで、誰もが安心して暮らし続けられるサステナブルな街づくりを進めています。

このようなライフスタイル提案型の街づくり事業を「ライフストーリータウン」と名づけています。これは、「一人ひとりの暮らしに、新しい物語を。」というコンセプトのもとに、ライフスタイルの多様化や健康生活の追求など社会課題に応えていくことを目指しています。

ウェルネス事業の役割

東急不動産HDグループのウェルネス事業は、都市、住宅、管理、仲介、ハンズ、次世代関連と一体化して、健康寿命を追求する社会でのリーダーを目指しています。さらに、リゾートやレジャー施設、スポーツクラブ、シニア住宅の開発・運営といった余暇・健康・シニア分野と横断的に連携して、顧客が幸せに感じる上質で豊かな時間づくりをサポートしています。

ウェルネス事業の概況（2020年3月末時点）は、以下の通りです。

・ホテル59施設／8173室（内会員制リゾートホテル25施設／2750室）
・ゴルフ場19施設
・スキー場8施設
・自立型シニア住宅、介護型ケア住宅（グランクレール）19施設／1634戸
・会員制フィットネスクラブ38店舗／12・7万人
・福利厚生代行会員約384万人

コロナ禍における、順天堂大学との連携

ウェルネス部門では、高齢化問題の解決支援、地方創生への寄与を目指すとともに、

よりよい生き方を追求し、新たなライフスタイルを世の中に提案しようとしています。リゾート施設を利用する顧客に対しては、日常を超えた環境・快適な空間を整備することにより、一年を通じたさまざまなリゾートライフ・体験と、心休まる豊かな時間を提供しています。

フィットネスクラブ事業では、心身の健康維持・増進、健康寿命の延伸といった社会のニーズに応えています。グランクレール（自立型シニア住宅・介護型ケア住宅）の入居者に対しては、充実したシニアライフや、順天堂大学医学部やスポーツ健康科学部、医療看護学部、保健看護学部の医師や看護師やスポーツ家らと連携して、安心の介護・看護・健康増進リテラシーを高め、サービスを提供してきました。

コロナ禍にあっては、順天堂大学と相談して、入居者や職員の発熱や風邪症状に即座に対応する仕組みを作りました。入居者の安心、安全な生活を担保し、将来の生活や健康不安の払拭・軽減などに努めています。

ウェルネス事業は、時代に先駆けてアカデミアと連携したり、多彩な施設やサービスを開発し、社会に提供してきました。不動産業界の中でも独自性が際立つ存在です。「人生100年時代」といわれる超高齢社会の将来は不透明ですが、人々の健康意識の高まり、個人の幸せを追求する社会は変わらないでしょう。健康産業のリソースを基盤に、今後一層、大学などの研究機関と連携し、社会変化に迅速に対応する社会健康システムを研究していく必要性を感じます。世界の人々の生命と経済を揺るがしたパンデミックな新型コロナ感染症への対応について、地域社会全体のマネジメントや、自社施設にとどまらない、社会全体の複合的な対応システムの創出を考える必要があると考えられます。

これからITCツールの活用やマルチスキル人材の育成など、国連のSDGsに沿って対応していく予定です。

先駆してきたシニア住宅開発のポテンシャル

シニア住宅の開発にあたっては「私らしくを、いつまでも。」というステートメントを掲げ、シニア世代の方々が安心して暮らせる住まいを提供してきました。豊かな時間づくりや新しい幸せづくりをサポートするため、２００４年に開業した介護型住宅「グランクレールあざみ野」を皮切りに10数年、シニア住宅の開発に関わっています。シニア世代の方々に〝いつまでも自分らしい暮らし〟ができる住まいを提供するため、シニア住宅、ケア住宅を展開するなど、一人ひとりの要望に合わせたきめ細かなサポートを行っています。ここでは寝たきりゼロ社会を目指すプロジェクトやシニア世代の暮らしに寄り添った新しい住まい方、新しい超高齢社会の創出を目指しています。

現代の日本は社会の高齢化がますます加速する一方、シニア世代が安心して住み続けられる住宅数は圧倒的に不足しています。高齢者・要介護者が孤立するケースがないように、シニア・ケア交流の場や三世代交流タウンなど、地域包括ケアや地域の方々も参加できる交流にも取り組んでいます。今後も、地域全般にわたって〝いつまでも自分らしい暮らし〟を実現できるように、高齢者の生活をサポートしていく気概でいます。

人生100年時代と当プロジェクトの意義

2018年に、東急不動産HDグループは創業100年を迎えましたが、シニア向け事業の歴史はわずか15年に過ぎません。まだまだ事業は試行錯誤、進化中です。世界に先例のない超高齢社会を支える仕組みを担っているわけですから、事業を進める一方で研究開発活動を併行させる必要があります。論点は「どうしたら社会に満足してもらえるか？」です。人生100年時代といわれるようになった昨今、まず「健康寿命」というキーワードに注目しました。「健康寿命」とは看護や介護を受けることなく、自力で生活できる状態を保ったまま寿命を達成する期間のことです。実際の住まいは自立生活可能な人向けの「シニア住宅」と、重い要介護の人向けの「ケア住宅」の二本建てとなっていますが、できるだけ前者の「シニア住宅」にとどまれることが、望ましいと考えられます。そのためには、科学理論とエビデンスを背景とした「健康寿命」延伸の仕組みを学び、実践することです。そうした観点から、医学・看護学とスポーツ健康科学の研究機関を有する順天堂大学と連携し、2015年に寄附講座「ジェロントロジー：医学・

健康学応用講座」がスタートしました。

さらにその後、社会貢献目線から2018年には「ハッピーエイジングフォーラム」という新たな研究プロジェクトも併行してスタートしました。こちらは「健康寿命」の先にある「幸福寿命」、すなわち「幸福を感じていられる期間」としてとらえ、新たに心理学領域の評価観点も取り込み、「加齢による心身の機能衰退・活動力と認知機能低下を早期から予防・抑止する」ことを目標としたプロジェクトです。

超高齢社会の課題とされる生命と健康に関わるサービスを遂行することは容易ではありません。しかし、よりよい社会づくりのために、科学的で先進的な社外リソースを取り込み、50年後、100年後に「あのとき取り組んでおいてよかった」と回顧できるような、新しい観点での取り組みに邁進したいと考えています。

●山内智孝　株式会社東急不動産R&Dセンター取締役副センター長
●田苗創基　東急不動産株式会社ヘルスケア事業本部シニアライフ企画部 部長
●桑田勇人　株式会社東急スポーツオアシス　共創事業本部ラクティブ事業部マネージャー
●高野修一　株式会社東急不動産R&Dセンター　主席研究員

終　章

人生100年時代の生活学
――アフターコロナ／ウィズコロナ社会での生き方

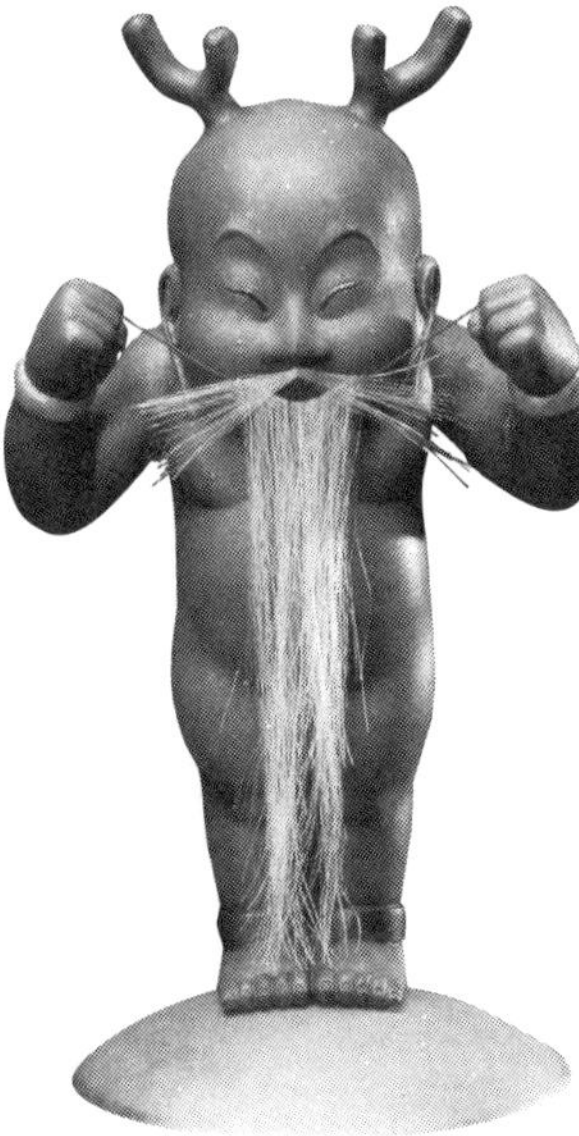

「寿童子」

地球環境とともに生きる

本書で皆様にお伝えしたいことは、生命とは何かを考え、見つめなおし、自分を知り、心豊かな人生をいかに全うするかということです。46億年前に地球上に誕生した生命は、私たちの体の中で進化し、成長・成熟して、加齢とともに老化し、そして寿命が尽きます。これまで、何とはなしに生きてきた私たちが、老境に至る前に、あるいは老境に至って、もう一度自分の人生を振り返り「健康とは、病気とは、老化とは、生きるとは」どういうことなのかをお伝えし、「どうすればいいのか」の一端をお伝えできればとの思いで、同僚とともに筆をとりました。

生命は地球とともにあります。そして太陽と月の存在が、身体的・機能的な、生きるというリズムを作ります。私たちの体と心は、昼夜、光と闇を行き来し、地球の重力の影響の下で、多くの植物や動物とともに生きるのです。海から陸に上がった生物は進化を重ねて、私たちの祖先が誕生し、川、河、海の水のそばで、丘の上で、森を切り開き、原や野をつくり、住居を作りました。山に分け入り、天空から舞い降りた神々と心を通わせ、神の恵みとしての食糧を確保し、自然と共存しつつ、人に適した住環境を作ってきたのです。

地球は誕生後、たえず火山爆発や陥没・隆起や地震・津波、雨風などで、果てしなく動き続けて、増大するエントロピーを低下させてきました。しかし、自然環境の変化に比して、産業革命以降に異常に増えた人の営みにより、大気中の二酸化炭素（CO_2）濃度が増加し、温暖化や気候変動を招くようになりました。

因果関係は不明ですが、最近に至り、蝙蝠などの動物界に常在していたウィルスが、変異をきたし人から人への感染を生みました。ＳＡＲＳ、ＭＥＲＳ、エボラ出血熱にはじまり、２０１９年末から新型コロナウィルスSARS-CoV-2感染症（COVID-19）のパンデミック（世界的蔓延）が生じ、２０２０年９月20日の時点で、すでに世界中で３０００万人を超す感染者、95万人の死者が出ています。

ウィルス感染症は、結果的に地球上の人口を減少させ、エントロピーの増大を避けたといえるかもしれません。私たち生命体もまた、この感染症という刺激によって恒常性を乱されないために、発熱やせき、たんなどにより体内のエントロピーを放出しているのです。

日本人と新型コロナウィルス感染症

わが国でも感染者数約8万人、死者は1500人を超しましたが、幸いにも米・西欧・南米ブラジルや中東に比して格段に少ないのが現状です。感染の震源地であり多くの死者を出した中国の武漢に近いわが国で、感染者数や死者が桁違いに少ないのはなぜでしょうか。PCR検査数が少なく、発熱患者の多くが当初3〜4日間も放置されることがあり、必ずしもウィルス感染防御体制が格段に優れていたわけではありませんでした。

その理由はまだはっきりしていませんが、一般にウィルス感染症は、その病原性・毒性ビルレンスと人のウィルス受容体と細胞内侵入による感染成立後の免疫防御能とのバランスにより、非感染か、感染しても症状が出ない不顕性感染か、または軽症あるいは重症化する度合いが決まります。そこで一つの仮説として、日本に侵入したウィルスが、武漢タイプや伊仏英などの西欧型やアメリカ東海岸に移ったウィルス型とは、感受性や毒性が異なる変異型である可能性があります。全身の炎症をきたすサイトカインストームという現象や、脳や心臓の動脈血管炎を比較的に起こしにくい型だったのかもしれません。

また、乳幼児ではほとんど感染が見られないのは、乳幼児にはSARS-CoV2ウィルスの受容体が少ないためか、さらに第一線の防御である唾液や粘液分泌、自然免疫能が高いことが考えられます。

ヒトのSARS-CoV2受容体のACE－2（Angiotensin Converting Enzyme-2）は血圧の調整に重要な膜酵素で、私たちの舌上皮や喉や鼻粘膜、肺胞上皮、食道、胃腸粘膜や肝臓・腎臓・膀胱上皮など全身に分布していて、ウィルスを受容し細胞内に侵入させます。

世界で進められているワクチン開発の大半は、SARS-CoV2ウィルスの外膜に突き出たスパイクタンパク質に対する抗体を開発し、ACE－2受容を阻害しようとするものです。

一方、これまでの感染死亡者の大半は高齢者で、60歳代以上が94％に上ります。高齢者が感染リスクと死亡リスクが最も高い群です。高齢者は脱水が多く、唾液や粘液分泌が低く、ACE-2の発現が多くウィルスを体内に容易に侵入させるのかもしれません。また、高齢者では免疫担当細胞の量的・質的変化があることが、易感染性に関与しているのかもしれません。

WHOと中国の共同調査報告書（2020年2月末）では、5万6000人の感染者中、持病のない人の致死率は1・4%であったのに対し、循環器疾患患者では13・2%、糖尿病では9・2%、がん患者では7・6%でした。がんでは抗がん剤治療や大量の放射線治療による白血球の減少など、免疫能の低下もリスクを高めます。高齢者では高血圧・肥満・糖尿病や腎臓病、肝臓病、COPDなどの肺疾患を有する人にリスクが高いといわれ、これはこのウィルスの侵入口であるACE-2受容体の質的・量的変化と免疫能の変化が関係するのでしょう。

免疫能を高める

一方、日本は世界一の長寿国です。高齢者ががんや動脈硬化性病変、脳神経変性疾患や肺炎などの感染症になりにくい体質が、長寿に関与するという考え方があります。外界からの異物や体内にできた異物に対する生体免疫防御能の高いことが関与するのではないかとも考えられます。

新型コロナウィルス感染者がわが国で少ないのは、高齢者など健常人の高い免疫能と関係があるかもしれません。平素から免疫能を高めておく必要があるのです。

では、高い免疫能は如何にして作られるのでしょうか？　答えはまだ定かではありませんが、日本人が古くから育てられてきた自然環境の中にあって、形作られた体の遺伝子構成が免疫能の高さを決めるのですが、これには伝統的な、多様性のある、栄養豊かな食事が関与すると考えられます。味噌や納豆などの発酵食品やヨーグルトなどの酪農製品をふくむ、「マゴタチワヤサシイ（豆、ゴマ、卵、乳、わかめ、野菜、魚、椎茸、芋）」を中心とした和食が免疫能を高め、ビフィズス菌などの腸内フローラの良好な働きを高めるのではないかと考えられます。

さらに、時折、筋力や免疫力アップに関与したんぱく合成を高める牛肉、豚・鶏肉を摂れば申し分ないと思われます。古来、縄文時代より自然の中で走り回ってきた日本人の筋力や骨・関節などの支持組織は頑丈です。いつまでも健康を保つには、姿勢を正しくしてリズミカルな運動・歩行を毎日行うことがいかに大切かについては、本書の第1〜2章で詳しく述べました。

幸福に生きる

病気があり、辛いことがあり、死にたくなっても、助けられて生きる→助け合う→自立・自律心を持ち自活し、人を助け、そして社会を助けるというふうに、人から人への思いの流れが生じることが、これからの目指すべき生き方であると私は思います。

人は一人では生きられません。社会に助けられることに始まり、自立・自律し、そして社会を助け恩返しする。このように社会とともに生きることが、長寿を生きる人の真っ当な生き方だといえるでしょう。年老いても、自立・自律し、意識しなくても人を助け、社会から喜ばれるように生きる、無我の悟りの境地とでもいうべき「老人的超越」の生き方が見えてくるのでしょう。

新型コロナウィルスに遭遇し、人類は平常性を失いました。その科学的な不透明性により、人類はこのウィルスに恐怖を抱き、おののき、自分以外の人すべての人がウィルス保有者ではないかと疑っています。

マスクやフェイスガード、ゴーグルを常時身に着け、三密（密閉・密集・密接）を避けた社会生活の中で、人類が長年かかって獲得した安定した自由な生活を失いそうになっています。

コロナの感染がほとんど見られない学童教育に全国一律に休校を強いて、今やっと互いの会話を減らし、間隔を1〜2㍍あけることにより学校が再開されようとしています。大学教育も、本年4月の新入学生は大学に登校できず、同級生の顔も知らずにオンライン授業を続けてきたのです。

理性的には、このコロナウィルスの正体を突き止め、自らの免疫能やワクチンにて防御可能であるという確信が得られれば、元の自由な生活が再び戻るでしょう。見えない怖さを見えるようにすることが大切です。相手が分かれば怖さが消えます。コロナ禍のみならずすべての事象・事物に対しても、理解し見えるようにすることが、本来の生き方だと思います。

学校法人順天堂は、2015年1月に東急不動産HD株式会社と包括的連携協定を結び、人の在り方、生活の仕方、住まい方を学び、社会の在り方につなげる方策を話し合ってきました。

企業は事業を起こし利潤を得て社会に利益を還元します。事業には志の高い創業理念や目標が必要であり、事業の先を見通す力が必要です。過去にも様々な想定外の事象が起こりその影響で、多くの人的・経済的資源が失われ世界経済が危機にさらされ、人々の社会生活が困窮に陥ったこともありました。

東急不動産HD株式会社・同グループは、幸福寿命社会の構築を目指し街づくり・人づくり事業を継続してきました。過去に開発した数多くのニュータウンや老人ホーム等の住民や入居者の健康と生活に気を配り、地域共同体の自治組織の活動を手助けし、そういう企業姿勢に共感し呼応した順天堂大学と連携して、地域住民全体をしっかり守っていく組織の営みを続けました。これには、感動するものがありました。企業として売り上げや利潤を追求するとともに、それ以上に豊かな価値がある社会的存在を目指す営為なのだと思いました。

アフターコロナ／ウィズコロナの社会へ

コロナ禍にあって人の接触や交流が多い美術館や博物館、図書館が閉ざされ、音楽会や歌舞伎など各種のイベントや公演が中止になりました。歴史とともに築かれてきた日本文化、芸術の営みの多くは、本来、人と人との接触・会話・共有・共感をベースにして五感が豊かに働く世界です。

今後、どのような社会が出現するのでしょうか。一人一人が賢く振る舞い、感染予防に工夫してその見える化を図ることにより、ＩＣＴやＡＩ、ロボット技術、さらに８Ｋや５Ｇの優れた高精細画像や情報通信システムを取り入れた新しい生活スタイルが始まることでしょう。そこから、麗しい芸術や文化の花が開き、日本の素晴らしさが一層高まっていくと期待されます。

新しい生活スタイルは、再来も想定されるパンデミックを含む感染に関する情報の透明性と正しく恐れるという自立的な対応が必要と思われます。この間、国内外の事象から多くのことを学びました。感染拡大の封じ込めに成功したとされる台湾では、石鹸を使う頻繁な手洗い、目や口や鼻を触らない、咳エチケットを守る、フィジカルディスタンスを守る、マスクを正しく着用する、使用済のマスクを正しく捨てる、イベント参加は実名制にする、体調に合わせて在宅休養・診療を受ける、前向きな防疫（親切・寛容・差別しない・正直な申告）などを行ったとしています。結局は、正確な情報とお互いの信頼と十分なコミュニケーションが、これからの新しい生き方の基本になるのだと思います。

高齢者は一般的に自尊心が強く、孤独でひきこもりがちになります。しかし、翻って見れば、わが国の科学技術の発展に尽くし、自由で民主的な社会と経済を築き上げてきた担い手であり、また、伝統的な日本文化・芸術・スポーツを継続し育成してきたのも、今の高齢者世代であります。高齢者が、なお自らを高め、社会に働きかけ、社会に尽くす、そして社会に喜ばれる、何と素晴らしいことではありませんか。私たちの周りには素敵な高齢者が大勢おられます。その人たちが中心になり、大学や企業とも交流を深め新しい生活スタイルを目指して集うことは、これから大いに希望がある生き方だと考えます。

目を世界の高齢者に移してみましょう。2015年に、順天堂大学医学部救急災害医学兼ジェロントロジー：医学・健康学応用講座の准教授であった角由佳氏を、神奈川県の技幹を経てジュネーブのWHO本部母子・思春期保健及び高齢化部（Ageing and Health）に派遣しました。現在メディカルオフィサーとしてWHOの諸政策に参画し、2017年に制作・発表されたICOPE（第3章を参照）の実質担当者でもありました。彼女は、今般の本書の出版に当たり、「世界の高齢者が元気で活躍するためには、高齢者への固定観念偏見（エイジズム　Ageism）の正しい現状認識とその克服が重要である」と伝えてくれました。

わが国の高齢者は世界で群を抜いて健康長寿であります。彼らが、世界の先進的なモデルとなりエイジズムを克服し、ICOPE・SDGsの推進役となり、地域の中で世代間交流を行い、多様な人たちとの共生を喜びとする社会の形成に大きな貢献を果たすことを願っています。

順天堂大学は、芸術と医学・医療を同じ舞台に立ち、音楽や絵画・彫刻・デザイン・建築などのアートと医科学の融合を図ってきました。２０１９年12月末に開かれた順天堂大学と東京藝術大学共催の合同・公開シンポジウム「芸術と医学・医療の融合をめざして」は多数の聴衆とともに大きな共感を生みました。

真の美とは何か、リズミカルに生きるとはどういうことか、人の心と形（構造）との関係性を考えることにより、新しい生き方を生む、新しい医学・医療や芸術が生まれる可能性が示されました。東京藝大と順天堂大の合同シンポジウムは今後も、さまざまな独創的企画をたてて、発展させたいと考えています。

東京藝大の先生方からは、芸術、医学・医療、スポーツの融合への活動を通じ、人としての素晴らしい生き方をも教えていただきました。本出版物の表紙などを飾るアートは、籔内佐斗司東京藝大副学長の作品です。薮内先生をはじめとする東京藝大の先生方に深謝する次第です。

本学および東急不動産ＨＤ株式会社（ほかグループ企業）の執筆者諸氏からは、ご多忙の中貴重ですばらしい原稿をお寄せいただき、ありがとうございました。

毎日新聞出版株式会社の藤後野里子氏、渡邉康佑氏、倉田亮仁氏には、本書ができ上がるまで一年間以上にわたり、困難な調整を手際よく行っていただきました。また、医療ライターの南雲つぐみ氏には、執筆者へのインタビュー、原稿の推敲・校正を含め、全体の流れをうまくまとめていただきました。まことにありがとうございました。

最後になりましたが、本講座の事務統括である馬場伯明氏が、本書の企画から刊行まで、終始全体の進行などに目配りし業務にあたってくれました。大変お世話になりました。（了）

●佐藤信紘　学校法人順天堂理事　順天堂大学名誉教授、特任教授

引用文献・参考文献一覧

第1章

1-1 リズミカルに生きるとは何か

【引用文献】

1）中沢弘基「生命誕生　地球史から読み解く新しい生命像」講談社現代新書 2014

2）佐藤信紘他監修「からだの中の宇宙」ＤＶＤ　企画：ミクロコスモス製作委員会　製作：ヨネ・プロダクション2018

3）武者利光「ゆらぎの発想　1/fゆらぎの謎にせまる」ＮＨＫライブラリ-　日本放送出版協会1994

第2章

2-1 何歳からでも筋肉は鍛えられる

【引用文献】

1）Lexell J, et al. J Neurol Sci, 84: 275-94, 1988.

2）Janssen I, et al. J. Am Geriatr Soc, 50: 889-96, 2002.

3）Rosenberg IH, J Nutr, 127(5 Suppl): 990S-1S, 1997.

4）Baumgartner RN,et al. Am J Epidemiol, 147(8): 755-63, 1988.

5）Sanada K,et al. Eur J Appl Physiol, 110: 57-65, 2010.

6）Shimokata H, et al. Geriatr Gerontol Int, Suppl 1: 85-92, 2014.

7）Tanimoto Y, et al.Geriatr Gerontol Int, 13: 958-63, 2013.

8）Kawakami R, et al. Geriatr Gerontol Int, 15(8): 969-76, 2015.

9）Cruz-Jentoft AJ,et al. Age Ageing, 39: 412-23, 2010.

10）Chen LK, et al. J Am Med Dir Assoc, 15(2): 95-101, 2014.

11）Yamada M, et al. J Am Med Dir Assoc, 14: 911-5, 2013.

12）Cruz-Jentoft AJ, et al. Age Ageing, 48:16-31, 2018.

13）川上諒子ら デサントスポ-ツ科学, 37: 92-8, 2018.

14）Nakamura K, et al. Locomotive Syndrome: Definition and Management. Clin Rev Bone Miner Metab,14(2), 56–67, 2016.

15）Fried LP, et al. J Gerontol A Biol Sci Med Sci, 56(3):M146-56, 2001.

16）Khaw KT, et al. PLoS Med, 5:e12, 2008.

17）Paffenbarger RSJr, et al. N Engl J Med, 314:605-13, 1986.

18）Paffenbarger RSJr, et al. N Engl J Med, 328: 538-45, 1993.

19）Blair SN,et al. JAMA, 262: 2395-401, 1989.

20）Sawada S, et al. Diabetes Care, 26: 2918-22, 2003.

21) Sawada S, et al. Med Sci Sports Exerc, 35: 1546-50, 2003.
22) Newman AB, et al. J Gerontol A Biol Sci Med Sci, 61: 72-7, 2006.
23) Sato M, et al. Epidemiology, 20: 463-4, 2009.
24) Borst SE. Age Ageing, 33: 548-55, 2004.
25) Singh MA, et al. Am J Physiol, 277: E135-43, 1999.

2-2 人生100年時代の「ひざ」学

【引用文献】

1) 平成25年厚生労働省. 国民生活基礎調査. 2015.
2) 総務省. 平成28年推計人口. 2017.
3) Netter F. (1987) Physiology. In: The Chiba Collection of Medical Illustration New Jersey: CIBA-Geigy Corporation:149-91, 1987.
4) Yoshimura N, et al. J Bone Miner Metab 27: 620-8, 2009.
5) 中村耕三. ロコモティブシンドローム. 東京, 三輪書店 2010.
6) 石橋英明. 日本骨粗鬆症学会雑誌4: 15-8, 2018.
7) 石島旨章ら. ペインクリニック 39: 1215-18, 2018.
8) March L,et al. Osteoarthritis Research Society International (OARSI): 1-102, 2016.
9) Yoshimura N, et al. J Rheumatol 38: 921-30,2011.
10) Felson DT. Osteoarthritis Cartilage 21: 10-5, 2013.
11) Lee J, et al. Arthritis Care Res (Hoboken) 67: 366-73, 2015.
12) Liu-Bryan R, et al.Nat Rev Rheumatol11: 35-44, 2015.
13) 石島旨章ら. Clinical Calcium 28: 749-59, 2018.
14) Yoshimura N, J Bone Miner Metab 32: 524-32, 2014.
15) 石島旨章ら. THE BONE 32: 45-53, 2018.
16) Liddle AD, et al. Lancet 384: 1437-45, 2014.
17) Gyurcsik NC, et al. Arthritis Rheum 61: 1087-94, 2009.
18) Farr JN, et al. Arthritis Rheum 59: 1229-36, 2008.
19) Herbolsheimer F, et al. Arthritis Care Res (Hoboken) 68: 228-36, 2016.
20) Thoma LM, et al. Arthritis Care Res (Hoboken) 70: 1448-54, 2018.
21) Lee IM, et al. Lancet 380: 219-29, 2012.
22) Studenski S,JAMA 305: 50-8, 2011.
23) Gale DR, et al. Osteoarthritis Cartilage 7: 526-32, 1999.
24) Emmanuel K, et al. Osteoarthritis Cartilage 24: 262-9, 2016.
25) Hada S, et al. Arthritis Res Ther 19: 201, 2017.

26) Guermazi A, et al. BMJ 345: e5339, 2012.
27) Roemer FW, et al.Ann Rheum Dis 72: 942-8, 2013.

2-3 本当に怖い「転倒リスク」

【引用文献】

1) 東京都消防庁防災部防災安全課：救急搬送デ-タからみる日常生活の事故　平成29年
〔http://www.tfd.metro.tokyo.jp/lfe/topics/201810/nichijoujiko/index.html〕閲覧20190217
2) 内閣府：平成29年版高齢社会白書（全体版）
〔https://www8.cao.go.jp/kourei/whitepaper/w-2017/zenbun/29pdf_index.html〕閲覧20190227
3) 厚生労働省：平成29年人口動態統計の概況
〔https://www.mhlw.go.jp/toukei/saikin/hw/jinkou/kakutei17/dl/11_h7.pdf〕閲覧20190227
4) 日本神経学会監修：認知症疾患診療ガイドライン2010,P1-3,医学書院,2010
5) 朝田 隆. 臨牀と研究, 93(7):13-14, 2016.
6) Taylor ME, et al. J Gerontol A Biol Sci Med Sci. 69(8):987-995. 2014.

【参考文献】

1) 杉山智子ら. 認知症看護認定看護師ならびに認知症専門病棟の看護師と介護職者のとらえている認知症高齢患者に特有の転倒予防ケア. 医療看護研究10(2):40-7, 2014.
2) 杉山智子ら. 高齢者看護におけるリスクマネジメント. 安全医学7(2): 14-21, 2011.
3) 杉山智子ら. 事例で学ぶ! 認知症特有の事故・トラブルとその防止策　繰り返し転倒する人に対するケア.高齢者安心・安全ケア14(4):60-7, 2010.

第3章

3-1 食べる楽しみは栄養改善と生活自立につながる

【引用文献】

1) 平成30年高齢社会白書 (内閣府)
https://www8.cao.go.jp/kourei/whitepaper/w-2017/zenbun/pdf/1s1s_05.pdf
2) 辻 一郎ら. 厚生労働省老人保健事業推進等補助金（老人保健健康推進等事業). 2008.
3) 竹内孝仁ら：介護の生理学, 秀和システム. 2013.

4）Yuko FUJIO, et al. Asian Journal of Human Services.10:16-24, 2016.
5）外山 義：自宅でない在宅-高齢者の生活空間論-, 医学書院. 2014.
6）Yuko FUJIO, et al. Asian Journal of Human Services.12:1-7, 2017.
7）北島晴美. 日本地理学会発表要旨集2014a(0): 31, 2014.
8）伊東明日香ら. 文京学院大学研究紀要. 6. 1：201-14, 2004.
9）綿 祐二ら. 総合都市研究63：15-25, 1997.
10）綿 祐二ら. 総合都市研究66：57-67, 1998.
11）M.P.Lawton The Concept and Measurement of Quality of Life in the Frail Elderly. Academic Press. 3-27, 1991.
12）吉村雅世ら. 奈医看護紀要. 3：34-40, 2007.
13）Yuko FUJIO et al. Total Rehabilitation Research. 6:1-13, 2018.

3-2 心とからだを整える腸内フロ-ラ

【引用文献】

1）T.odamaki, et al. BMC Microbiology,16,90 ,2016.
2）光岡知足. 腸内細菌学雑誌25:113-124, 2011.
3）大草敏史 .日本医事新報4807：26-31, 2016.
4）須藤信行. 公益財団法人腸内細菌学会用語集 http://bifidus-fund.jp/keyword/kw033.shtml
5）小林洋大ら. 化学と生物57:472-7, 2019.

第4章

4-1 幸福寿命への道筋

【引用文献】

1）折茂 肇編：老年病研修マニュアル,Medical View社:17,1995.
2）Perry BD, et al. Exerc Immunol Rev.22:94-109. 2016 PMID: 26859514 Free PMC article. Review.
3）Dutt V, et al.Pharmacol Res. 99:86-100. 2015.doi: 10.1016/j.phrs.2015.05.010. Epub 2015 Jun 2.PMID: 26048279 Review.
4）Naito AT, et al. Cell149: 1298-313. 2012.
5）新村 健. 日老医誌 53:10-7 2016.

【参考文献】

1）佐藤信紘.「女性の研究力向上をめざす」-男性の無意識のバイアス。医学の歩み261(12)：1197-99, 2017

4-2 自宅で受ける高度な医療

【引用文献】

1）https://www.neurology-jp.org/guidelinem/nintisyo_2017.html
2）立石 洋ら. 腎と透析 84(3): 398-402, 2018.
3）https://www.who.int/ageing/publications/exploding_myths/en/
4）http://jtta.umin.jp/frame/j_01.html
5）https://www.mhlw.go.jp/toukei/saikin/hw/k-tyosa/k-tyosa17/
6）山口 亨ら. 日本遠隔医療学会雑誌10（1）：12-15, 2014.

【参考文献】

1）折茂 肇. 後年医学の現状と将来の展望. Jpn J Geriat 29:1-9,1992.
2）加藤士郎. Geriatric Medicine 56(2): 185-191, 2018.
3）小澤利男. 老年精神医学雑誌 20(10): 1169-1173, 2009.

4-3 音とリズムから生まれる健康

【引用文献】

1）Greenfield M. In：Pollack G,et al.eds.Insect Hearing Springer Handbook of Auditory Research,Vol55.Springer,Cham;17-47,2016.
2）Alexander RM, et al. Proc R Soc B Biol Sci. 273(1596):1849-55,2006 .
3）Owren MJ. Acoust Today. 7(4):24, 2011. 4(7):258-67,2000.
4）Fitch WT. Trends Cogn Sci. (7):258-67,2000.
5）Schulkin J,et al. Front Neurosci. 8:292,2014.
6）Fitch WT. Cognition. 100(1):173–215, 2006 .
7）Wulff K, et al. Nat Rev Neurosci. 11(8):589-99 ,2010.
8）Dobrzynska E, et al. Arch Psychiatry Psychother. 8(1):47-52,2006 .
9）Suda M, et al.Neuroreport. 19(1):75-8, 2008.
10）Ooishi Y ,et al.PLoS One. 12(12):e0189075,2017 .
11）Ventura T, et al.Psychoneuroendocrinology.37(1):148–56,2012.
12）Lee KC, et al. Biol Res Nurs. 14(1):78–84, 2012 .
13）Jayamala AK et al. J Clin Diagnostic Res. 9(4):CC4–6, 2015.
14）Hanna-Pladdy B et al.Neuropsychology. 25(3):378–86, 2015.
15）佐藤正之. 音楽療法はどれだけ有効か 科学的根拠を検証する. 化学同人,2017.
16）Stegemöller EL, et al. Disabil Rehabil. 39(6):594–600,2017.
17）Sakano K, et al. Biopsychosoc Med. 8:11,2014.
18）Geretsegger M, et al. Cochrane Database Syst rev. 2016.

19) Karageorghis CI, et al. Int Rev Sport Exerc Psychol.5(1):67–84,2012.
20) Seo K. J Phys Ther Sci. 29(8):1348–51, 2017.
21) Satoh M,et al.PLoS One. 9(4):e95230, 2014.
22) Bradt J et al. Cochrane Database Syst Rev. 2013.
23) Bradt J et al. Cochrane Database Syst Rev. 2016.
24) Bradt J et al. Cochrane Database Syst Rev. 2015.
25) Hou YC, et al. Ther Clin Risk Manag. 13:263-72, 2017.
26) Maratos A, et al. Cochrane Database Syst Rev. 2008.
27) 林明人. 臨床神経学. 53(11):1046-9, 2013.

4-4 「年だから」という考えに負けない

【引用文献】

1) 内閣府：令和２年版高齢社会白書
https://www8.cao.go.jp/kourei/whitepaper/w-2020/html/zenbun/index.html
2) 厚生労働省：平成29年度　介護保険事業状況報告（年報）
https://www.mhlw.go.jp/topics/kaigo/osirase/jigyo/17/index.html
3) WHO：Ageism https://www.who.int/ageing/ageism/en/
4) Officer A et al. Int J Environ Res Public Health. . 2020 May 1;17(9):E3159. doi: 10.3390/ijerph17093159.
5) WHO.WHO Guidelines on Integrated Care for Older People (ICOPE)
https://www.who.int/ageing/publications/guidelines-icope/en/

第５章

5-1 順天堂大学の「仁」の医療

【参考文献】

1) 小川秀興監修　順天堂ものがたり、順天堂大医学部同窓会発行2014

終　章

超高齢社会を生き抜く

【参考文献】

1) 佐藤信紘.「腹が立つ」はどこからきた言葉か-縄文の感性が脳腸相関の基礎をつくった？　医学の歩み272（12）：1240-44,2020

索　引

あ

アートと医科学の融合……284
悪玉菌……180
アクチン……35
握力……61, 115
アディポサイトカイン……43
アフターコロナ……215, 281
アミノ酸……28
アルツハイマー型認知症、アルツハイマー病……141, 195, 205
アルブミン……158
萎縮……31, 69, 81, 102, 195
医療サービス……12
インターバル速歩……81
ウィズコロナ……252
ウェルネス……14, 263
ウォーキング……38, 80
歌……229,
うつ病……183, 234
エイジズム……21, 247, 283,
エネルギー……28, 41, 165, 235
遠隔医療……209, 225
嚥下障害……195,
エントロピー……28, 273
オキシトシン……237,
音楽療法……44, 235
温暖化……261, 273
オンライン診療……18, 204

か

介護型ケア住宅……14, 161, 175, 264
介護者サポート……156
潰瘍性大腸炎……183
カイロプラクティック……45
過酸化……32

数字・アルファベット

1/f、ゆらぎ……38
2ステップテスト……64
8K・5G……18, 212, 281
ACE-2……275
ADL（日常生活動作）……94, 102, 160
AFM療法……188
BIA法（生体電気インピーダンス法）……59, 86
CHS基準……68
DXA法（二重エネルギーX線吸収法）58
eケア（イーケア）……219
ICT……16, 211, 281
MRI……60, 107, 118, 236
QOL（生活の質）……47, 87, 128, 149, 160, 192, 240
SDG's……266
SF-36……170
SF-8……170
WHO……21, 47, 155, 207, 251, 276
WHO ICOPEガイドライン……155, 177, 251, 283

幸福寿命 ………10, 52, 192, 258, 280
高齢化率 ……………………… 152, 192
高齢者住宅…………………… 161, 175
声 ………………… 15, 143, 221, 227
誤嚥性肺炎…………………………239
五感…………………… 29, 227, 281
呼吸機能 ………………………… 238
互助…………………………………48
骨格筋量 …………………18, 60, 86
骨棘…………………………………119
骨折………………… 45, 94, 101, 127
骨粗鬆症 ……………… 42, 71, 94, 129
孤独死……………………………… 251
コミュニケーション…… 21, 239, 282
コルチゾール……………………… 237
コロナ禍 ………………………… 261

■さ

サーカディアンリズム（概日リズム）
　…………………………19, 36, 234
サービスサイエンス…………………10
座位時間 ……………………………91
最大酸素摂取量 ……………………77
在宅医療 ……………………211, 223,
細胞……………19, 29, 81, 180, 228
細胞分裂 ……………………………34
佐藤泰然 ……………………… 13, 254
サルコペニア……18, 56, 80, 101, 195
産学協働 ……………………………16
ジェロントロジー ………… 14, 27, 51,
　162, 203, 257, 283
視覚……………………… 125, 193, 201
持久的運動能力 ……………………69
事故……………………… 126, 277, 215
脂質異常症（高脂血症）……… 42, 205,
可塑性……………………… 51, 82
価値共創 ……………………………12
活性酸素 ……………………… 32, 43
滑膜…………………… 100, 109, 119
過敏性腸症候群 ……………………183
過負荷の原理 ………………………82
加齢………10, 27, 56, 193, 269, 272,
がん…11, 25, 77, 181, 240, 255, 276
癌化…………………………………43
関節可動域…………………101, 133
関節軟骨 …………………100, 120
記憶障害 …………………142, 241
気候変動 ………………………… 273
基礎疾患 ………………………… 205
共生………………………… 29, 49, 252
恐竜……………………………… 230
禁煙…………………………………72
筋炎…………………………………195
筋肉…………………37, 56, 159, 193,
筋力……………20, 56, 159, 194, 277
筋力トレーニング（レジスタンス・
　トレーニング）……………… 57, 82
グランクレール ……………………264
血液透析 ……………………………224
ゲノム遺伝子…………………………31
健康寿命 …………10, 24, 50, 66, 94,
　128, 201, 217, 252
健康日本21…………………………103
見当識障害…………………………206
口腔機能 ……………………………157
合計特殊出生率 ……………………153
高血圧症 ……………………40, 206
高血糖………………………………42
抗酸化力 ……………………………43
恒常性（ホメオスタシス）
　………………19, 36, 52, 204, 273

ソーシャルキャピタル……46
ソーシャルディスタンス、フィジカルディスタンス……282
速筋線維……81

■た

大腸がん……75, 123, 183
大腸菌……181
多職種……164, 174, 212
立ち上がりテスト……63, 86
多様性……16, 181, 247, 277
ダンス……240
たんぱく質……29, 92, 158, 181, 189
地域包括ケア……175, 267
遅筋線維……81
中高強度身体活動（MVPA）……112
聴覚……133, 192, 230
超高齢社会……10, 56, 99, 139, 192, 266
腸内環境……43
腸内細菌……20, 179, 277
腸内フローラ（腸内細菌叢）……16, 179, 199
低栄養……18, 156, 177, 189
ディスバイオーシス……184
田園都市構想……259
転倒……18, 57, 156,
転倒後症候群……131
転倒リスク……57, 156
東急不動産……14, 48, 85, 161, 258, 280,
糖尿病……42, 77, 104, 183, 276

■な

乳酸菌……180, 188
ニュータウン……14, 259, 280
歯周病菌……185
自然免疫能……275
失語……143, 206
失行……143, 206
失認……143, 206
渋沢栄一……259,
自閉症……183, 239
重力……20, 36, 44, 272
粥状硬化症……43
生涯発達理論……208
少子……154, 251
食物繊維……43, 180, 194
女子力……201
自立……10, 51, 56, 152, 201, 268, 278
自立型シニア住宅……14, 85, 161, 264
仁……13, 254
新型コロナウィルス感染症、COVID-19……30, 40, 178, 214, 273
神経性食不振症……183
人工膝関節全置換術（TKA）……109
身体活動量……69, 112
振動……230
遂行機能障害……143
睡眠リズム……133
すくみ足……44, 242
ストレス……40, 67, 140, 186, 237
ストレッチ……137
スロー・トレーニング……85
生活習慣10, 57, 71, 91, 104, 197, 219
生活習慣病……10, 26, 56, 104, 197, 220
生活不活発病……128
生存率……78, 116
脊柱管狭窄症……101, 128
善玉菌……180, 188
前頭側頭葉変性症……142

変形性腰椎症……98
歩行障害……57, 95, 134
歩行速度……61, 103, 211
ホスピタリティ……14

■ま
膜……29, 101, 180, 224, 275
マッサージ……45, 85
マッスルメモリー……70, 92
摩耗……31, 100, 120
ミトコンドリア……34
未病……11
見守り……213
メタボリックシンドローム……42, 104
免疫……29, 70, 178, 204, 274

■や
薬研堀……254
痩せ願望……29, 70, 178, 204, 272
有酸素性運動能力……75
腰痛……95, 107
ヨーグルト……189, 277

■ら
リズム……19, 36, 229
リハビリ……20, 45, 92, 164, 242
リラックス……234
レビー小体型認知症……141
老化……14, 27, 69, 133, 192
老人的超越……51, 278
ロコモ……18, 56, 198
ロコモ25……64, 167
ロコモティブシンドローム……56, 63, 100, 128, 167, 197

尿失禁……156
認知機能……115, 139, 238, 268
認知症……11, 39, 127, 138, 177, 192, 241
寝たきり……11, 39, 52, 129, 192, 267
脳腸相関……186
脳トレ……45

■は
パーキンソン病……44, 133, 183, 200, 242
肺炎……70, 214, 277
ハッピーエイジング……10, 49, 151, 200, 258
パラビオーシス……198
バランス運動……137
半月板……100, 109
膝痛……107, 114
ビフィズス菌……180, 188
ヒポクラテス……255
肥満……41, 57, 80, 183, 205, 221, 276
病気……10, 32, 72, 180, 192, 256, 272
ピロリ菌……25, 185
腹膜透析……224
不顕性感染……274
フットケア……137
不眠……37, 134, 234, 243
フレイル……17, 57, 80, 159, 195, 218
プレフレイル……69
糞便移植……184
平衡感覚……125, 133
ヘルスケア……14, 213, 217
ヘルパー……212
変形性股関節症……95, 107
変形性脊椎症……95
変形性膝関節症……42, 95

〈編著者〉
佐藤信紘（さとう・のぶひろ）
学校法人順天堂理事、順天堂大学名誉教授・特任教授。1940年生まれ。大阪大学医学部卒。大阪大学第一内科助教授、順天堂大学消化器内科学主任教授、順天堂大学医学部付属練馬病院院長、大阪警察病院院長などを経て現職。順天堂大学寄附講座「ジェロントロジー：医学・健康学応用講座」代表のほか、同「腸内フローラ研究講座」代表などを務める。

〈カバー・各扉作品制作〉
籔内佐斗司（やぶうち・さとし）
彫刻家。東京藝術大学教授・副学長。1953年生まれ。東京藝術大学大学院修了。独自の技術を駆使して、日本人の懐かしい心象風景を木彫作品で表現。代表作品の「童子(どうじ)」は森羅万象に潜む命の根源を象徴し、神仏習合的世界観・縄文的生命観を現代に蘇らせている。
（写真・籔内佐斗司工房）

ハッピーエイジング

リズミカルに生《い》きると体《からだ》は老《お》いない

印　刷　2020年10月30日
発　行　2020年11月5日

編著者　佐藤信紘《さとうのぶひろ》

発行人　小島明日奈
発行所　毎日新聞出版
〒102-0074
東京都千代田区九段南1-6-17 千代田会館5階
営業本部：03（6265）6941
図書第二編集部：03（6265）6746

印刷・製本　中央精版印刷

ISBN978-4-620-32627-6